心電図を見ると**ドキドキ**する人のための

モニター心電図レッスン

Practical ECG Monitoring

祐生会　みどりヶ丘病院　循環器内科
大八木秀和

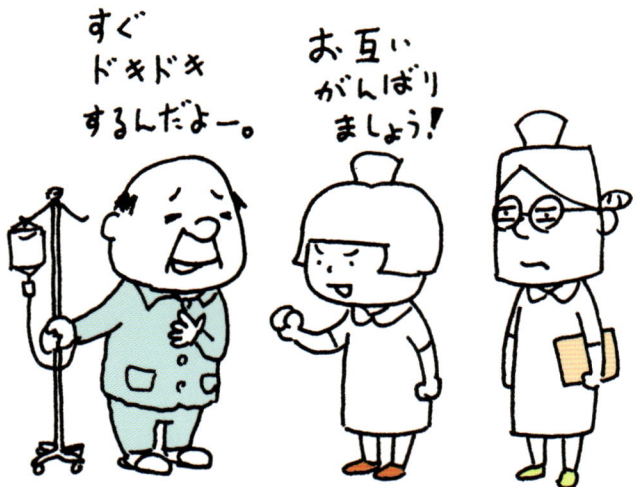

医学書院

著者略歴
大八木秀和 (おおやぎ・ひでかず)
祐生会 みどりヶ丘病院循環器内科医長

1990年,大阪薬科大学製薬学科卒業後,薬剤師として臨床業務に従事。
1996年,香川医科大学（現香川大学）医学部医学科を再受験。
2002年,同大学卒業,同年4月より市立堺病院にて初期および後期研修。
2006年,綾部市立病院循環器内科勤務を経て,2009年より現職。
医師と薬剤師のダブルライセンスを活かし,きめ細かな診療を心がけている。薬剤師・ナース向けのセミナーや講演も多数。
"おおやまひつじ"の名前でブログを更新中（おおやまひつじの薬剤師ばんざい！）。

心電図を見るとドキドキする人のための
モニター心電図レッスン

発　行　2012年11月1日　第1版第1刷Ⓒ
　　　　2013年7月15日　第1版第2刷

著　者　大八木秀和
発行者　株式会社　医学書院
　　　　代表取締役　金原　優
　　　　〒113-8719　東京都文京区本郷1-28-23
　　　　電話　03-3817-5600（社内案内）
組　版　明昌堂
印刷・製本　アイワード

本書の複製権・翻訳権・上映権・譲渡権・公衆送信権（送信可能化権を含む）は㈱医学書院が保有します。

ISBN 978-4-260-01617-9

本書を無断で複製する行為（複写, スキャン, デジタルデータ化など）は,「私的使用のための複製」など著作権法上の限られた例外を除き禁じられています。大学, 病院, 診療所, 企業などにおいて, 業務上使用する目的（診療, 研究活動を含む）で上記の行為を行うことは, その使用範囲が内部的であっても, 私的使用には該当せず, 違法です。また私的使用に該当する場合であっても, 代行業者等の第三者に依頼して上記の行為を行うことは違法となります。

JCOPY　〈(社)出版者著作権管理機構　委託出版物〉
本書の無断複写は著作権法上での例外を除き禁じられています。複写される場合は, そのつど事前に, (社)出版者著作権管理機構（電話 03-3513-6969, FAX 03-3513-6979, info@jcopy.or.jp）の許諾を得てください。

はじめに

　患者さんの急変に，困った経験のないナースはいませんよね．実は私も，研修を始めてすぐに泣きそうになる経験をしました．モニター心電図計を見て病室に走るナース，「ハートコールお願いします」と叫ぶ別のナース．状況から患者さんが急変したんだと一瞬で理解できたものの，恥ずかしながらどの波形が問題なのか，すぐにはわかりませんでした（あとで打ち出した波形を見せてもらうと Vf，つまり心室細動でした）．幸い周りのスタッフに助けられ患者さんは無事だったのですが，「どんなに知識があってもゆっくり考える時間はない，臨床現場は時間との闘いだ！」，そう実感しました．

　それから 1 年，内科当直を始めた頃，深夜に病棟から電話がありました．行ってみると，ナースが不安そうな顔をしながら，「これって VT（心室頻拍）ですか？ すぐにキシロカイン®開始したほうがいいですか？」と．よく見ると，確かに VT に形は似ていますが，心拍数は 80 台．「これは Slow VT だから，様子を見ておいて」と言うと，「本当に大丈夫なんですね，よかった」と，不安そうな顔が笑顔に変わりました．

　心電図の急な変化に，ナースは強い緊張を強いられます．だからこそ心配のない波形だとわかった時には，心底ほっとするのでしょう．「そう言えば，研修を始めた頃は私も不安だったなあ」と，研修の時の経験を思い出しました．

　そんな「心電図にドキドキした」経験があるからこそ，私には心電図をうまく教える自信があります．この本の方法なら，新人ナースでも心電図を理解してくれるはずだと．

　『心電図を見るとドキドキする人のためのモニター心電図レッスン』，略して『ドキモニ』の特徴は，心電図の波形を疾患ごとに覚えさせるのではなく，波形の読み方のルールを解説していること．このルールを身に付ければ，臨床でどんな波形に出合っても，落ち着いて対応できます．最低限，緊急性の高い波形を見分けることができれば，心電図を見ても，それほどドキドキしなくなるはずです．

　そして『ドキモニ』の目標は，まったく心電図に自信のない初心者でも，中級から上級ちょっと手前まで一気に引き上げること．レッスンは大きく 3 つに分かれ，超初心者でもレッスン 1 だけ読めば，明日からすぐに役立ちます．そして，2 度 3 度と読むうちにさらに知識が深まり，気付いた時にはもうベテランナースと同じくらいのレベルに！ …なんてことも夢ではありません．各レッスンの練習問題で手応えを感じつつ，最後まで楽しみながら読んで下さい．

　もちろん，看護学生，研修医，理学療法士など，モニター心電図に関わる多くの職種の方にも，自信をもってオススメします．

　最後に，執筆の話が持ち上がってからの約 1 年半，私のわがままな訴えも真摯に受け止め，よきアドバイスを下さった医学書院の品田暁子さん，そしてこの本の解説と絶妙に絡んだ素晴らしいイラストを描いて下さったヨシタケシンスケさんに深く感謝します．

　それでは，これから一緒に心電図をマスターしていきましょう！

2012 年 9 月　大阪，豊中にて

大八木秀和

CONTENTS

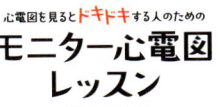

オリエンテーション

知らないと始まらない！
正常の波形と緊急事態の波形 ········· 1

1. モニター心電図とは ········· 2
2. 正常の波形とは ········· 4
3. 超緊急事態の波形 ········· 6

レッスン1

3つのルールで
危険な心電図を見分ける ········· 9

1. 心電図を見分ける3つのルール ········· 10
   ルールを理解するための基礎知識①
2. 刺激伝導系って何だっけ？ ········· 12
   ルールを理解するための基礎知識②
3. 心電図記録，メモリの読み方の基本 ········· 14
   ルールを理解するための基礎知識③
4. 波形の幅と間隔の正常範囲 ········· 16
   ルールを理解するための基礎知識④
5. 心拍数，臨床ではどこまで「正常」？ ········· 18
   ルールを理解するための基礎知識⑤
6. 心拍数をすばやく知る方法 ········· 20
   ルールを理解するための基礎知識⑥
7. QRS幅が狭い，広いってどういうこと？ ········· 23
8. 3つのルールを使って心電図を読んでみよう ········· 25

   練習問題 ········· 30

レッスン2

4つのステップで
瞬時に危険な心電図波形を見極める　33

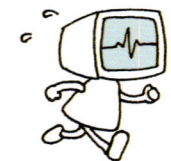

1　心電図を読むための4つのステップ　34
　ステップ1
2　リズム（RR間隔）を見る　36
　ステップ2
3　P波を見る　40
　ステップ3
4　QRS波を見る　43
　ステップ4
5　ST変化を見る　45

　練習問題　48

レッスン3

危険な心電図波形を
緊急度別に覚え，瞬時に対応する　55

1　心電図波形を緊急度別に覚えよう　56
　レベル3
2　超緊急事態の心電図　58
　レベル2
3　緊急事態の心電図　61
　レベル1
4　準緊急事態の心電図　64
5　一時ペーシングが必要な心電図　68

　練習問題　74

特別レッスン1
12誘導心電図を有効に使おう ……… 79
1 12誘導心電図とモニター心電図の深い関係 ……… 80
2 3点誘導の位置を換えてみよう ……… 84

特別レッスン2
慣れれば簡単！
心電図の略語に強くなる ……… 91
1 心臓の解剖関連の略語 ……… 92
2 循環器疾患関連の略語 ……… 93
   練習問題 ……… 95

INDEX ……… 97

column
- 心電図はどうやって生まれた？ ……… 5
- トルサード・ド・ポアンは，なぜ危険？ ……… 8
- 心臓で大切なのは，右よりも左！ ……… 17
- 心拍数と脈拍数の違い ……… 19
- 肺炎から不整脈？ ……… 39
- "R"がなくてもQRS波？ ……… 47
- 基線は本当にまっすぐか？ ……… 60
- 心房の震えは最初大きく，やがて小さく ……… 67
- Lown分類は，グレード2からが要注意！ ……… 78
- 12誘導心電図の電極は，すぐにはずさない！ ……… 83

■イラスト　ヨシタケシンスケ

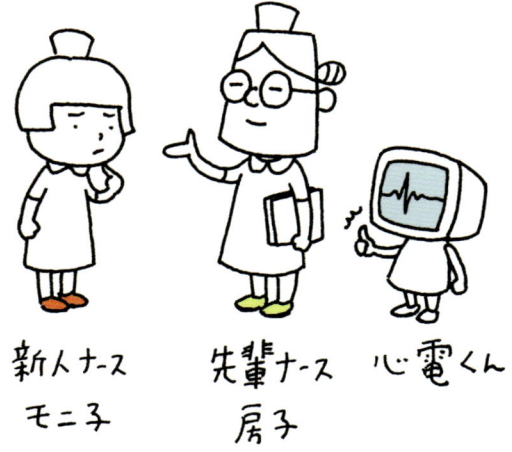

新人ナース　　先輩ナース　心電くん
モニ子　　　　房子

オリエンテーション

知らないと始まらない！
正常の波形と
緊急事態の波形

モニター心電図って何のためのもの？ 正常の波形ってどんな形？
そして，絶対に見逃してはいけない緊急事態の波形は？
波形の読み方を勉強する前に，まずは準備体操です。

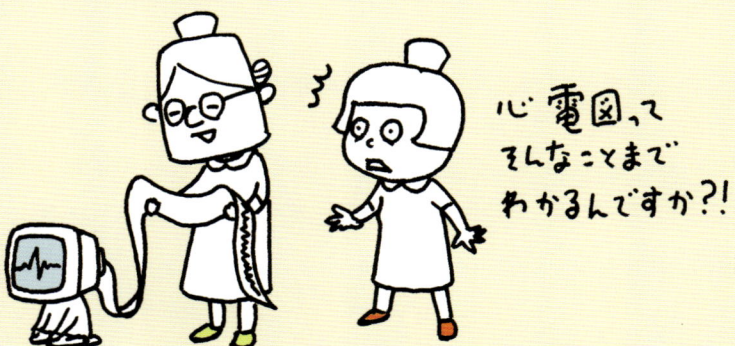

オリエンテーション　知らないと始まらない！　正常の波形と緊急事態の波形

1　モニター心電図とは

心電図って何だろう

　あなたが小学生であると仮定してみましょう。「お父さんが心電図検査で"異常"って言われたの」とお母さんが心配そうに話している，そんな姿を見て，あなたは何か重要なことが起こったのだと感じるでしょう。そして，「心電図検査っていったい何？ 何を調べる検査なんだろう？」と不思議に思い，辞書で"心電図"と調べるかもしれません。小学生用の国語辞典で"心電図"と引くと，次のように出てきます。「心臓の動きによって起こる電流の変化を記録する図。心臓の病気の検査のために使われる」[1]。この説明，すごく大雑把ですが，心電図の本質を的確にとらえています。

　心臓は電気を発し，その電気の流れの変化で心臓の病気がわかるのです。モニター心電図とは，モニター＋心電図，つまり心臓から発せられる電気信号を監視（モニター）して，その結果を記録する図ということになります。ここまでなら，小学生でも理解できますね。

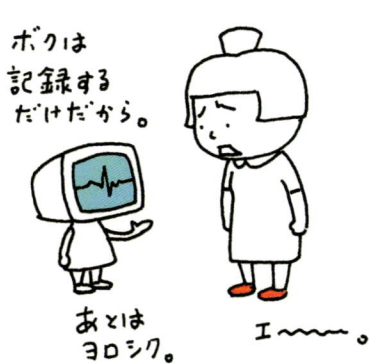

モニター心電図は，何を監視しているの？

　では，いったいモニター心電図でどのような心臓の病気を監視しているのでしょうか？ この先は，小学生には難しいですね。でもナースや看護学生の皆さんには，理解してもらう必要があります。できるだけ簡単に説明してみましょう。

　結論からいうと，モニター心電図は，不整脈（異常な脈波）を監視しています。

　正常な心臓は一定のリズムで1日約10万回動いています。しかし実際は正常といわれている人でも，100％正常なリズムで動いているわけではなく，約1％弱は異常な脈が出ていて，それでもちゃんと生きています。ところが，たった1回でも起こると死に至る不整脈も存在します。このように，命に関わるような不整脈や，その前兆を現す不整脈が出ていないかを監視しているのがモニター心電図（計）なのです。

12誘導心電図との違い

　心電図には"モニター"心電図以外に，"12誘導"心電図や"ホルター"心電図など，たくさんの種類があります。これは，各検査の目的が少しずつ違うことを意味しています。

　さて，ここからはモニター心電図を12誘導心電図と対比して考えてみましょう。12誘導心電図の考え方は，よくエレファントボックスにたとえられます。

エレファントボックス

　ある箱の中に，"何か"がいます。その箱には側面に4つ，真上に1つ，小さな穴が開いています。まず，側面の穴から中の様子をのぞくと，大きな壁みたいなものが見えました。そして，前には大きなうちわのようなものが動いているのが見えました。真後ろから見ると，尻尾のようなものが見えました。また別の穴から中を見てみると，長い鼻が見えました。このように，いろいろな角度から眼で観察した結果を総合して，「この中にいるものは，きっと象だ！」って想像しますよね。

　答えは，正解！"象"でした。

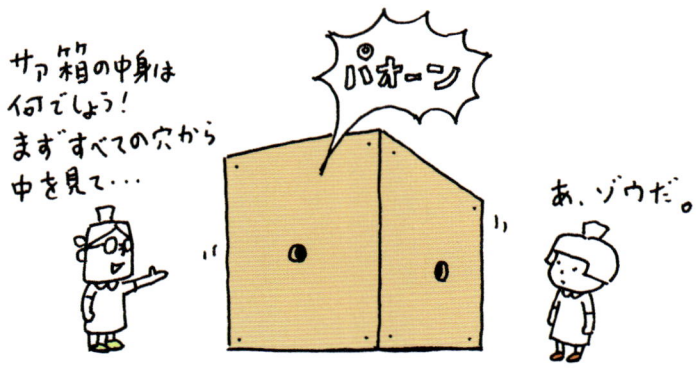

　これは視覚の情報を総合して中にいるものを当てているのですが，12誘導心電図も同じようなものです。心臓を縦（前額面）と横（水平面）に切って直接見るわけにはいかないので，心臓から送られてくる電気信号のうち，縦面（四肢誘導）と横面（胸部誘導）からの情報を集め，心臓全体の状態はどうなっているかを判断しています。つまり，心臓を縦に切ってみたり横に切ってみたりできるとして，その際の心臓の動きを12か所から観察記録しているのです。

　心臓を立体的な情報としてとらえる12誘導心電図と比べ，モニター心電図は，"1誘導"からの情報のみです。この少ない情報でわかるのは，心臓がリズム正しくきっちり動いているかどうかを見ることだけ，といっても過言ではありません。つまり，

モニター心電図≒命に関わる不整脈を見逃さないための道具

なんですね。

オリエンテーション　知らないと始まらない！　正常の波形と緊急事態の波形

2 正常の波形とは

　心臓から発せられる電気信号を一定のとり方で記録すると，波形はPから始まり，Q，R，S，T，U波といわれる線が一定の間隔で描かれることは，すでにご存知ですよね。詳細はレッスン1に譲り，ここでは心電図が苦手な人が常に心がけてほしいことに焦点を絞って解説します。

正常を知らなければ異常に気付けない

　正常な心電図波形を挙げます（図1）。このパターンを覚えておくことは，とても重要です。

図1　正常な心電図波形（通常のモニター心電図）

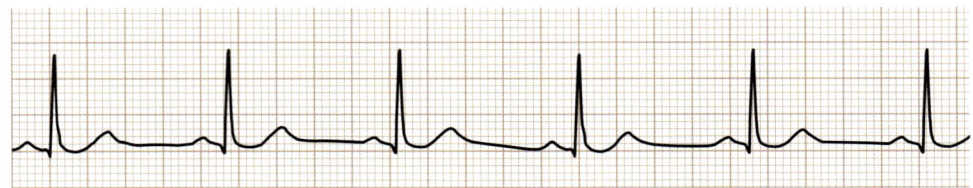

　これがどうして重要なのでしょうか。一般に効率よくものごとを身に付けるには，まず正しいことを習い，完全にマスターしたあとに，正常と違うこと（＝異常）を理解していきますよね。
　医学生や看護学生の場合なら，生理学や解剖学で正常なものを身に付けたあと，病態生理や病気を習うのと同じです。まず，正常なものをしっかり身に付けましょう。そうすれば，次に現れたものが正常か異常か判断が付くようになります。

偽物（にせもの）を見抜く

　昔，偽金（にせがね）が横行していたころ，商家では奉公人に偽金か本物の金かを見分ける勉強をさせるため，ある方法をとっていました。その方法とは，毎日毎日，何日も何日も，本物の金を取り扱わせること。そうすることで，本物の金の感覚（色やつや，重さなど）を身に付けさせたのです。そして，頃合いを見計らい，偽金を1つ放りこんでおく。すると必

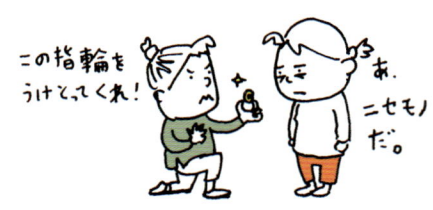

ずと言っていいほど，奉公人は偽物を見破り，「偽金が混じっています」と報告に来たそうです。

　私たちが心電図の勉強をするのも，これと同じです。常に正しい心電図を毎日毎日じっくり眺めてみましょう。
・P波ってどれ？
・PQ時間って何？
・QRSの幅はどのくらい？
・RR間隔って何メモリくらいが正常？
　このような観点で正常心電図を見ていると，無意識のうちに正常な心電図波形を理解することができます。そうすれば，もう半分は心電図をマスターしたようなもの。
　あとは，異常の心電図のうち，
・絶対に緊急を要する心電図（命に関わる超緊急事態の心電図波形）はどれか。
・その時はどのような行動をとればよいか。
・超緊急ではないが，早めに手段を講じておく（ドクターコールをして指示をあおぐ）べき波形はどれか。
　などと，危険度に合わせて順番に覚えていけばよいのです。

全部の異常心電図を覚えようとすると，パニックになっちゃいそう。

大丈夫。臨床で働く際にどうしても必要なモニター心電図波形って，両手で数えて少し指が足りない程度しかないんですよ。

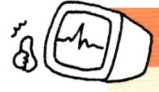 **column　心電図はどうやって生まれた？**

　今からおよそ400年前，電気という概念が生まれました。その後，1700年代半ば，アメリカのフランクリンは雷が電気であることを証明しました。このような自然界の電気現象の発見から，次第に生物（生物も自然の一部）と電気の関わりが判明し，やがて筋肉が発電することが明らかになります。
　1850年代に電流計が発明され，心臓が発する電気の研究が行われるに至り，18世紀後半になってイギリスの生理学者ワーラーは，体表面にて心臓が発する電気信号を記録することに成功しました。その後，1900年初めにオランダの生理学者アイントーフェンが弦線電流計を発明し，現在の心電図学の基礎が確立します。このようにして少しずつ発展してきた心電図は，文字通り心臓が発する電気信号をとらえ記録したものといえます。

オリエンテーション　知らないと始まらない！　正常の波形と緊急事態の波形

3 超緊急事態の波形

　このあと1つずつレッスンを進めていくなかで，徐々に心電図が読めるようになるはずです。でも「明日から循環器病棟に配属になるけれど，心電図は苦手だし，患者さんに何かあったらと思うと不安で仕方ない。せめて，最低限覚えておかないと困る波形だけを教えて！」という人もいるでしょう。そんな人は，次の代表的な3つの波形パターンだけを覚えてしまいましょう。

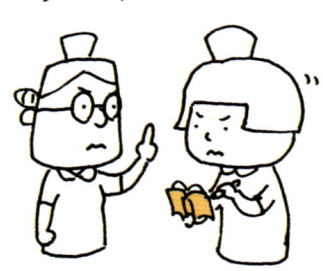

「知らないとどうしようもない」波形

　今から挙げる3つの波形パターンは，正常波形と比べると似ても似つかぬものです。この3つの波形パターンは，モニター心電図を見た瞬間に考える間もなく，患者さんのところに駆けつけ，意識を確かめたあと心臓マッサージを始めなければいけない波形です。判断が遅れれば患者さんは死んでしまいます！　ここでは細かい説明は抜きにして，まず以下の心電図波形をじっくり眺めて脳裏に焼き付けて下さい。

図2　心停止の心電図

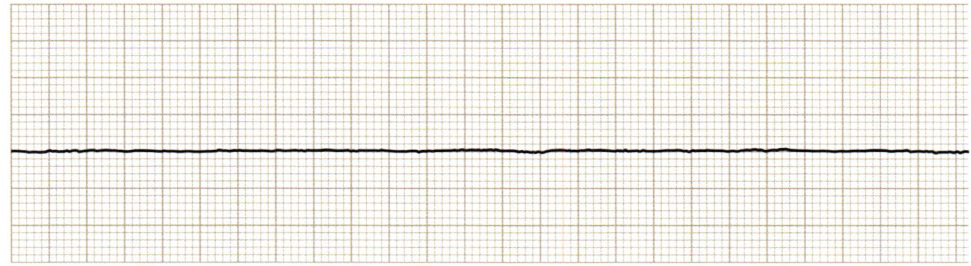

　誰でも，図2の波形を見たら「心臓が止まっている」とわかるでしょう。心臓が止まっている＝電気信号が発せられないわけですから，P波もQRS波もT波も何もありませんよね。ちなみに，次の心電図も心停止です。

図3 P波だけが続く状態の心電図

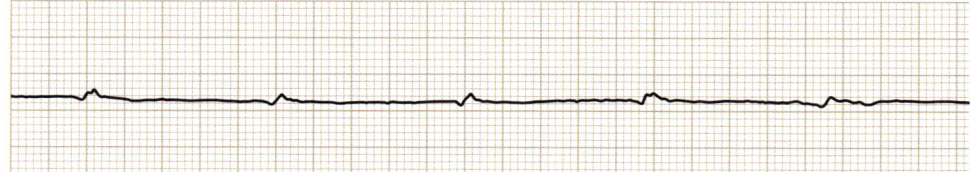

　図3も絶対おかしいとわかるでしょう。ただし，図2の心電図と唯一違うのはP波だけが続いていることです。「では，心臓は動いているの？」と思うかもしれませんね。厳密にはP波が起こっているので心臓から電気信号は出ています。
　しかし，心臓は全身に血液を送る臓器ですよね。QRS波がしっかり出て初めて心室が収縮します。心室が収縮して初めて全身に血液が送り出されるのですが，その波形がない状態なのです。これも心臓が機能していない状態という意味で心停止なのです。

図4 心室細動（Vf）の心電図

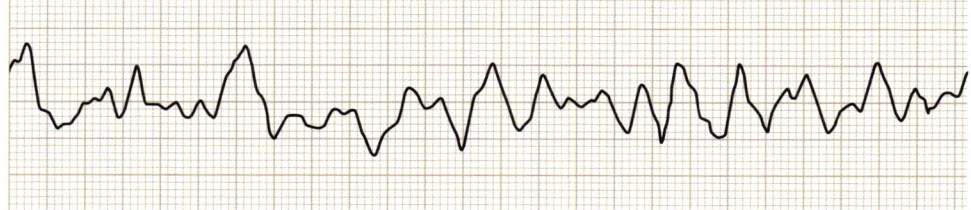

　図4は，先ほどの波形とは違い，波がありますね。でも，この波では，実際には心室がちゃんと収縮せずに震えているだけです。ある一定の時間間隔でリズム正しくQRS波が出ないと，血液が心臓から出て行かないのです。このような波が続く場合は，すぐに患者さんのところへ駆けつけましょう。

図5 心室頻拍（VT）の心電図

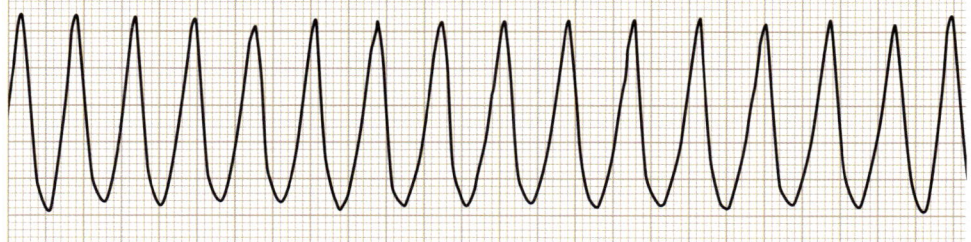

　図5も危険な心電図です。先ほどの波形とは違い，QRS波みたいなものが延々と続いていますよね。実はこの波形の場合，患者さんはしばらく意識のある場合があります。でも放っておくと意識がなくなり，脈が触れなくなる（無脈性心室頻拍）。その後，心室細動（Vf）や心停止になってしまう，すごく危険な波形なのです。

これから学ぶほかの不整脈も，最終的にこの3つ，つまり心停止，心室細動（Vf），無脈性心室頻拍（pulseless VT）に行き着くと困るので，その前に見つけ出して早めに対処しようということです。

　まずは，正常心電図とこの3つの心電図をしっかり眺め，見た瞬間に患者さんのところに駆け出せるようになれば，第一段階は合格です。ちなみにAEDは，この3つの波形のうち心室細動（Vf）と心室頻拍（VT）を見つけ出し，DCショックをかけてくれるんですね。

これでオリエンテーションは終わりです。次からは，もう少し細かく心電図を見分ける方法を勉強していきましょう。

引用文献
1) 田近洵一（編）：例解小学国語辞典 第5版，p.527，三省堂，2011

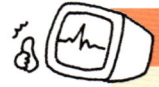 **column　トルサード・ド・ポアンは，なぜ危険？**

　トルサード・ド・ポアン（torsade de pointes, TdP）という言葉を聞いたことがありますか？"基線を軸にQRS波がねじれるように刻々と変化する多形性心室頻拍"と説明されます（torsadeはフランス語で"ねじれている"の意味）。波形の振幅が小さいと，時に心室細動（Vf）に間違えそうな時もありますが，心室頻拍（VT）の一種です。

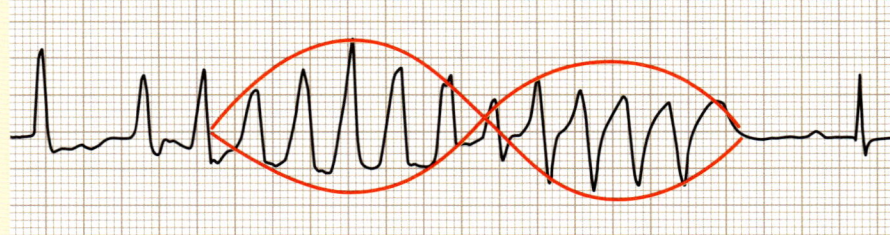

　トルサード・ド・ポアンは心室細動（Vf）と同様，心室の無秩序な興奮からポンプ機能としての働きが消失します。そのため，継続時間によって，症状がない場合やふらつき感・失神・痙攣を起こすこともあります。原因としては，抗不整脈薬，三環系抗うつ薬，電解質異常，頭部外傷などによる中枢神経障害，徐脈，特定の染色体異常，遺伝子異常などが考えられます。

　心室頻拍（VT）と異なるのは，数秒以内に自然停止することが比較的多いということです。ただしトルサード・ド・ポアンは，長く続いたり，心室頻拍（VT）や心室細動（Vf）に移行すると大変危険で，突然死することもあります。

レッスン1

3つのルールで危険な心電図を見分ける

患者さんの命に関わる事態を見逃さない。これは医療従事者にとって最低限の目標です。
モニター心電図の超初心者であっても，それは同じこと。
でも，そのために心電図を1から勉強している時間はありません。
明日，緊急事態の波形に出合うかもしれないのだから。
そこで，ここでは「緊急事態を見分けるための3つのルール」を学びます。

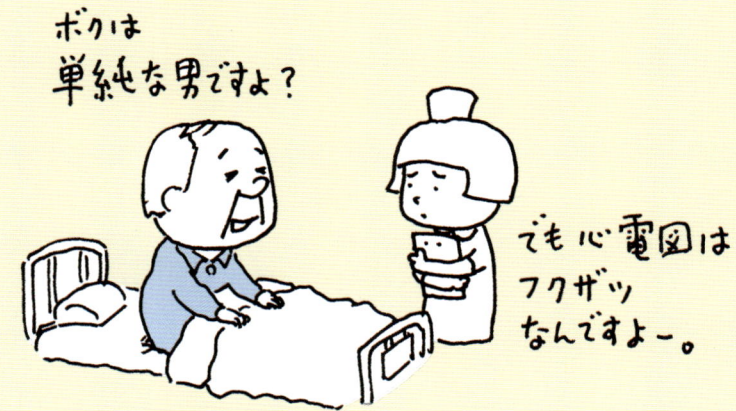

レッスン1　3つのルールで危険な心電図を見分ける

1 | 心電図を見分ける 3つのルール

■「心拍数，QRS幅，臨床症状」を覚えよう

　3つのルールをしっかり覚えるだけで，最低限，医師に報告が必要な，つまりドクターコールが必要な心電図が判別できます。これが理解できれば，超初心者でも危険な心電図を見分けることができます。
　3つのルールとは，心拍数，QRS幅，臨床症状の有無です。

● 心電図を見分ける3つのルール

ルール1　心拍数を見る ➡ RR間隔を見る，心拍が速すぎても遅すぎても危険！
　まずは教科書通りに，心拍数が50〜100回／分の間にあるか，そうでないかを見る。

ルール2　QRS幅を見る ➡ 小さなマス目が約2メモリまでならQRS幅は正常，3メモリ以上は危険というイメージをもとう。

ルール3　症状を知る ➡ 患者さんに動悸や息切れなどの臨床症状があるか聞いてみる，意識があれば必要以上にあわてない！

　3つのルールを当てはめて，

> 波形に異常はなくても"意識状態"がおかしい ➡ **緊急事態！**（心電図波形に関係なく重要）
> 心拍数やQRS幅に異常が1つ以上ある＋動悸や息切れなどの症状がある ➡ **危険！**

■ 現場では，臨床症状が一番大切

　ルール1と2は心電図から判断できることです。しかし，ルール3だけは実際にベッドサイドに行って患者さんを観察しないとわかりません。また現場では，このルール3の臨床症状が一番大切です。ゲームのように，画面上の波形だけで何かを判断するのは危険です。
　特に超初心者は，不十分な知識のなかで判断しなければなりませんから，その一番の手がかりは"臨床症状"です。これがだんだんベテランになると，心電図から患者さんの症状や状態が想像できるようになります。
　なお，ルール3は，いつもは意識がある患者さんに不整脈が起こった場合を想定しています。例えば脳梗塞などにより寝たきりで，意識レベルの変化の確認が難しい患者さ

んの場合，このルールでは限界があります。意識の確認が難しい患者さんの急変は，それこそモニター心電図で，一目で判断する必要がありますが，超初心者には難しい。これについては以降のレッスンで学んでいきましょう。

 ルール3の症状が大切なのはよくわかりました！ でもルール1のRR間隔って何？ ルール2のQRS幅って何でしたっけ？

 超初心者にはそこから説明が必要ね。では，この3つのルールを使って心電図を読む前に，その前提となる基礎知識を簡単におさらいしておきましょう。

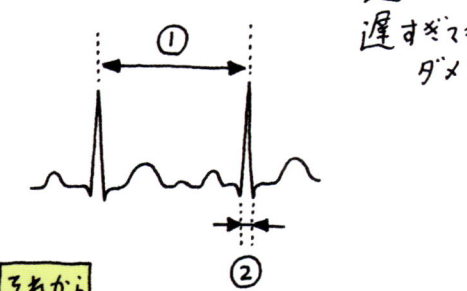

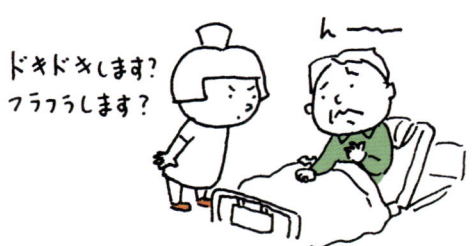

2 ルールを理解するための基礎知識①
刺激伝導系って何だっけ？

刺激伝導系は電気の通り道

　心電図を学ぶためにどうしても避けて通れない知識の1つに、刺激伝導系があります。

　心臓は通常、1日に約10万回前後、収縮と拡張を交互に繰り返しています。このリズムは、洞（房）結節から発生する刺激で始まり、房室結節➡ヒス束➡右脚・左脚➡プルキンエ線維へと順番に伝わることで心臓が1回収縮します。この電気の通り道の総称を刺激伝導系といいます（図1）。

図1　刺激伝導系

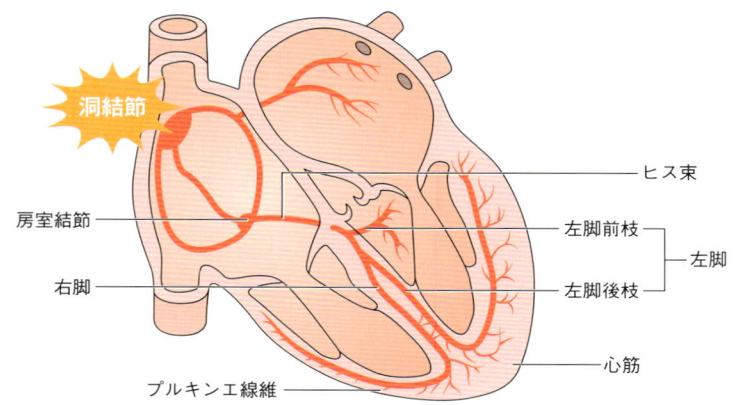

洞結節
房室結節
右脚
プルキンエ線維
ヒス束
左脚前枝
左脚後枝
左脚
心筋

刺激伝導系と心電図の関係

　ここで図2を参照しながら、刺激伝導系と正常心電図波形の関係を見てみましょう。

図2 刺激の伝達が心電図波形に現れる

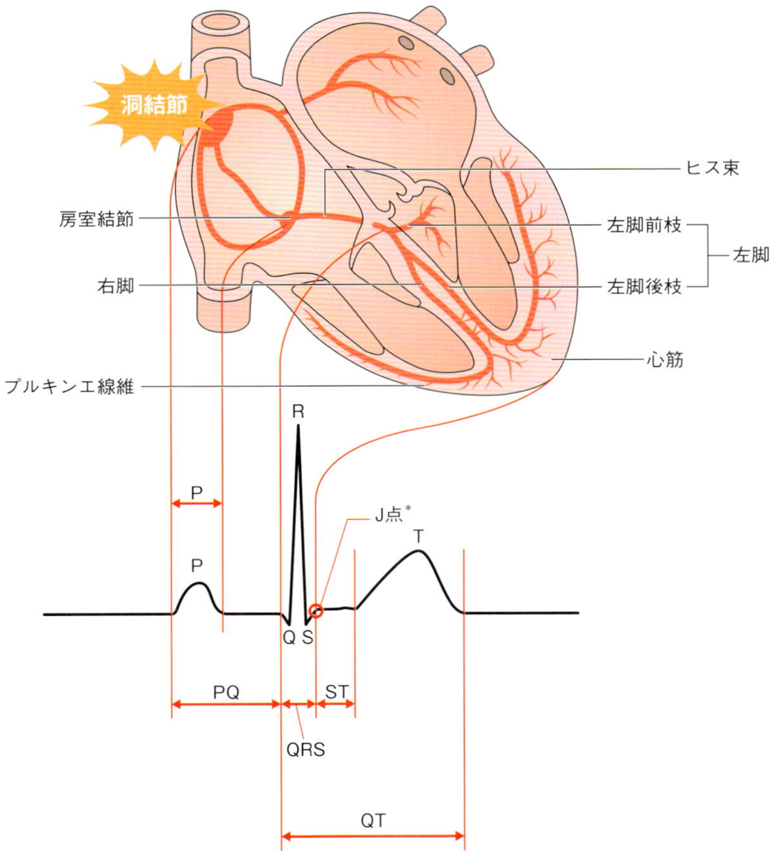

＊J点：QRS群の終末部とST部分の始まりの接合部（junction）

　洞（房）結節から発生した刺激が心房内に伝わり房室結節にまで達すると，心電図波形ではP波として現れます。次に房室結節からヒス束，右脚・左脚，プルキンエ線維と刺激が伝わります。この段階で初めて心室の収縮準備が整ったことになります。この時間が心電図のPQ時間（正確にはPR時間）にあたります。

　ここから一気に心室が収縮すると，心電図波形ではQRS波からSTへと変化します（心室興奮の極期がST部分）。その後，心筋は次の収縮の準備のために元の状態に戻るのですが，これがST→T波の変化として現れます。もっと簡単にいうと，QRS波が心筋の興奮，T波は心筋の興奮がさめる過程と考えて下さい。

刺激伝導系って心電図の本には必ず登場するけれど，そもそもどんなものなの？　心臓の中を，電気が通る通路があるの？

刺激伝導系とは特殊心筋と呼ばれる細胞の集まりです。そこを電気が通るのよ。

レッスン1　3つのルールで危険な心電図を見分ける

3 ルールを理解するための基礎知識②
心電図記録，メモリの読み方の基本

心電図記録のマス目が示すもの

　心電図を機械で記録に残す時，1秒間に25 mmの速さで波形を記録していくのですが，この記録用紙，よく見ると小さなマス目と少し大きな線で囲まれたマス目があることを知っていますか？

　横向きに流れていくこの記録用紙，水平方向と垂直方向でその値が違います．水平方向は時間，垂直方向は電圧（もっと簡単にいえば，心筋の収縮の強さとか大きさというイメージ）です．今，重要なのは，X軸方向（水平方向）です．小さなマス目1個分（1メモリ）は，0.04秒，このマス目が5個（5メモリ）集まった大きなマス目は0.20秒を表します（図3）．

図3　心電図の記録用紙

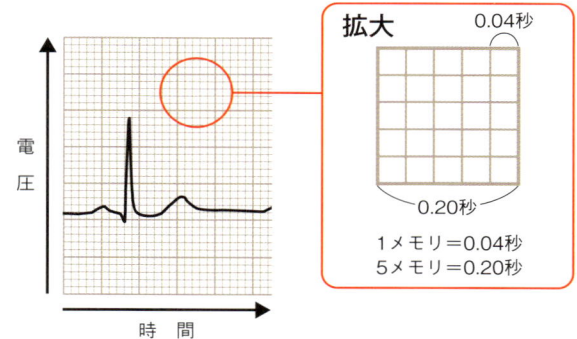

正常心電図のマス目を測ってみよう

　ここで，正常な人の心電図波形を見てみましょう．
　P波の始まりから順番にその幅を数えてみると，P波は小さなマス目で2メモリくらい，PQ間隔は3〜4メモリくらい，QRS幅は2メモリくらい，QT間隔は10メモリくらいですね（図4）．

図4 波形の幅，間隔の基本

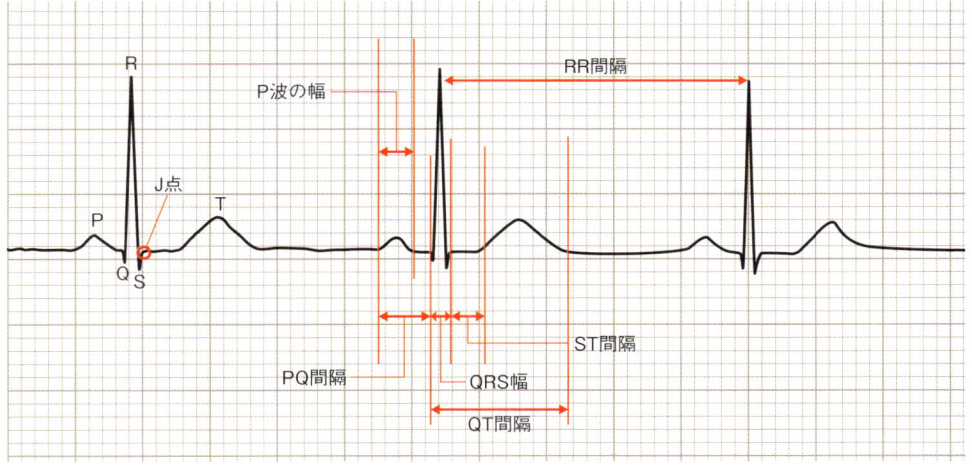

 J点って何？ PQRS…ときて，なぜJなの？

 J点とは，QRS群の終わりとST部分の始まりの接合部分（junction）のことです。これから何度も出てくるQRS幅は，Qの始まりからJ点までを測定します。これがわかっていないと，心室性期外収縮（PVC）の時などに困ってしまうのよ。

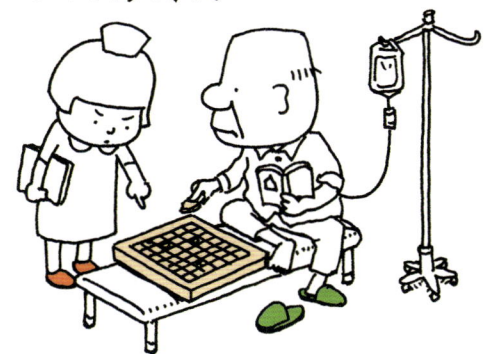

4 ルールを理解するための基礎知識③
波形の幅と間隔の正常範囲

　P波やPQ間隔などの値は多少個人差があるのですが，正常範囲が決まっています．今はまだ正確に覚える必要はないのですが，心電図を正確に読むためには必ず必要になりますので，正常範囲を記載しておきます（図5）．

> **図5** 波形の幅，間隔の正常範囲

● P波の幅

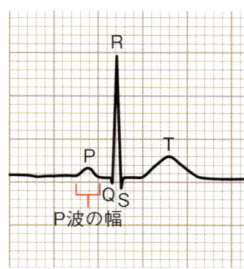

0.06〜0.10秒
（小さなマス目で2メモリくらい）

● PQ間隔

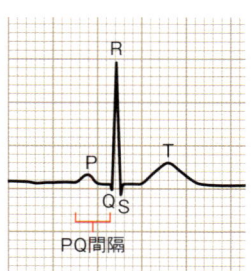

0.12〜0.20秒
（小さなマス目で3〜5メモリ）

● QRS波の幅

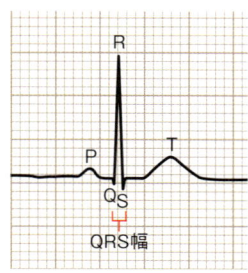

0.06〜0.08秒
（小さなマス目で2メモリまで）

● QT間隔

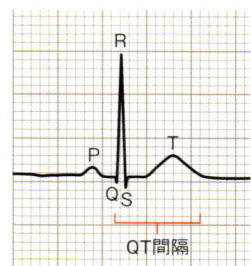

0.25〜0.41秒
（小さなマス目で10メモリくらい）

　このなかで特に大切なのは，QRS幅です．QRS幅が広ければ，まず異常を考えます．反対に，QRS幅が狭ければ，波形のリズムに問題があっても少し安心できます（図6）．

図6 QRS 幅が狭い・広い

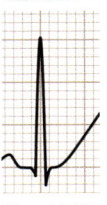
狭い ⇨ 正常

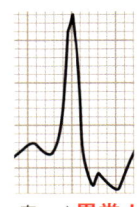
広い ⇨ **異常！**

QRS 幅は正確には2メモリ半まで"正常"ととらえられます。でも，ちょっと細かすぎるかもしれませんね。「2メモリまでは正常，3メモリ以上であれば異常を疑う」と覚えておきましょう。

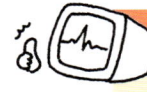

column 心臓で大切なのは，右よりも左！

循環器科の仕事って，一言でいうと何でしょうか。"心臓を守る仕事"，もっと突き詰めると，"左心室の機能を監視して守る仕事"といえます。

心臓には，左心房・左心室・右心房・右心室の4つの部屋がありますが，最も監視が必要なのは，左心室。なぜなら心臓から全身に血液を供給する重要な仕事をしているのが，左心室だからです。図1〔→p.12参照〕の心臓の図を見て下さい。心臓の左心室の壁のほうが，右心室より厚くなっていますね。これは右心室よりも左心室のほうが，役割が大きいからです。

例えば心筋梗塞でも心不全でも，左心室の動きが悪くなれば心拍出量が減少し，全身の各臓器に血液や酸素が供給できなくなり死んでしまいます。命に関わる不整脈も，結局は不整脈が原因で心拍出量が維持できなくなることが問題なのです。

何か心臓にトラブルがあった場合，心房よりも心室が危険，そして右心室より左心室に何か起こるほうが危険。この意識は臨床でとても大切です。

この考えをモニター心電図に当てはめてみると，心房性不整脈（形の違うP波が不規則に現れる）よりも，心室性不整脈（正常のものと形の違う，幅広いQRS波）のほうが，左室に関わっている分，危険度が高いことがわかります。

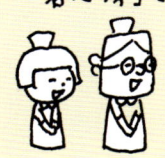
先生は我々にとっての「右心房」です！

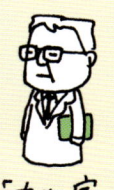
「左心室」じゃないんだ…

レッスン1　3つのルールで危険な心電図を見分ける

5 | ルールを理解するための基礎知識④
心拍数，臨床ではどこまで「正常」？

心拍数40台は異常？

　皆さんは，成人の"安静時"正常心拍数を知っていますか？ 講義や教科書では通常50〜100回／分とか60〜100回／分などと書いてありますよね．実際，年齢が70歳までは60〜100回／分で，それ以上では50〜100回／分と分けているものもあります．でも，40台でも100台でも普通に何も治療されず元気な患者さんもいれば，このくらいの心拍になるとしんどいと訴える人もいますよね．

　入院後，心拍数が40台だからとあわてて医師に報告しても，「様子を見ておいて」とだけ言われ，「学校では50以下は異常だと習ったからせっかく電話したのに」と不思議に思うこともあるかもしれません．でも，教科書に記載されていることはあくまで教科書．現場では少し違った感覚を身に付ける必要があります．

　つまり，40台の心拍でも，ずーっと健康に生きてこられている人に，教科書通りに当てはめて，50回／分以下だから治療が必要と判断されるとしたらどうでしょうか？ もし，自分がその立場なら「おかしいよ，何も症状ないのに」って不快に感じますよね．実際，臨床的にどのあたりの心拍数まで許容できるかといえば，答えは45前後〜110前後（回／分）くらいです．これに必要な＋αは，臨床症状があるかないか！ なのです．

> 臨床上，許容できるおおよその心拍数の範囲は，
> 45前後〜110前後（回／分）　＋　臨床症状の有無

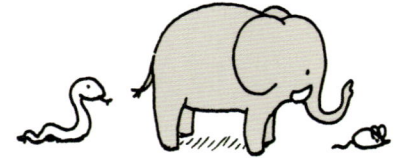
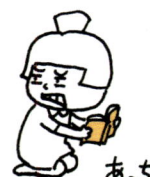

心拍は臨床症状と合わせてみる

極端な話，常日頃の心拍数が50台の人が，80〜90台になったら，心拍数は正常範囲内でも，患者さんは「胸が苦しい，動悸がする」などと訴えることがあります。つまり，心拍数は正常範囲でも臨床症状があれば，患者さんにとっては問題です。ですから看護業務を行う時，患者さんの常日頃の心拍数をしっかり把握して，状態がいつもと同じか違うのかを観察・記録し，報告することは，とても大切なことなのです。

 なるほど。だから入院中は頻繁に脈拍数や血圧を測ったり，呼吸数を見たりと，いわゆるバイタルサインの観察が重要なのね。

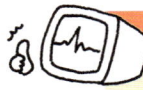 column 心拍数と脈拍数の違い

"心拍数"と"脈拍数"の違いを説明できますか？ 例えば，心電図波形で正常な人の心拍数を橈骨動脈で測定したとしましょう。心電図のQRS波にほんのわずかに遅れて（ほぼ同時に感じるかもしれません）橈骨で脈が触れるのがわかると思います。

これは，刺激伝導系を通って左室に電気が伝わりしっかり左室が収縮した結果，左室から血液が駆出され，その駆出された血液が血管を押し広げながら橈骨に届き，その時血管を押し広げる力が診察する人の指先に触れるからです。

つまり，心拍数は心臓が1分間に収縮した回数で，脈拍数は末梢の動脈が1分間に拍動した回数です。正常に心臓が拍動している場合は，脈拍数と心拍数の数は一致しますが，例えば期外収縮（予定より早く心臓が収縮する）や頻脈性（心臓の拍動が正常より速くなる）の不整脈が起こった場合は一致しません。なぜなら，心臓が弛緩し充分に血液が入ってくる前に収縮が起こるため，心臓が拍動しても血液を充分に左心室から押し出せず，脈として感じられないからです。

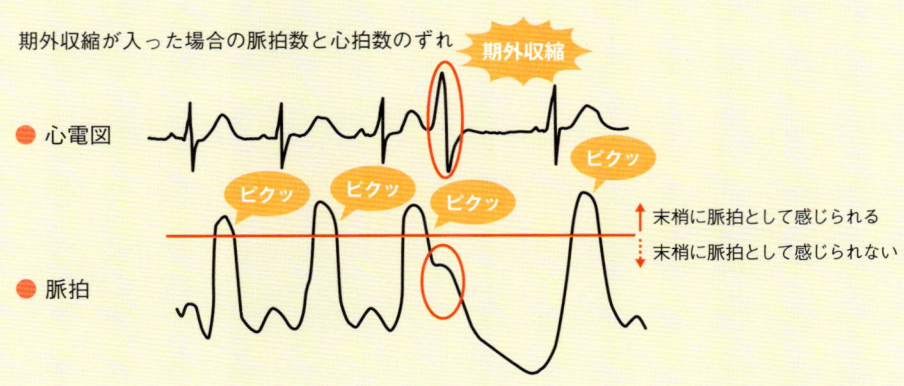

期外収縮が入った場合の脈拍数と心拍数のずれ

レッスン 1　3つのルールで危険な心電図を見分ける

6　ルールを理解するための基礎知識⑤
心拍数をすばやく知る方法

一瞬で心拍数がわかる方法をマスターしよう

　正常な人のモニター心電図では，P-QRS-T（-U）波が一定の間隔で繰り返されていましたね。病棟では，この波を数えなくてもモニター心電図計にきちんと心拍数（HR）が表示されているので，わからない時はこの値を見れば済みます。しかし現場では，紙に打ち出されたモニター心電図で，どのくらいの心拍数かをすぐに読み取る必要に迫られることも多いものです。緊急時の現場ではゆっくり心拍数を計算している時間はありません！　一瞬でおおよその心拍数がわかる方法をマスターしておきましょう。

　まず，実際のモニター心電図を見て下さい。初めにすべての波形がP-QRS-Tと連続していることを確認。その後，2つのR波の頂点に注目します。RR間隔が大きなマス目1個分か，2個分か，3個分かを数えます。

図7　心拍数を読み取る

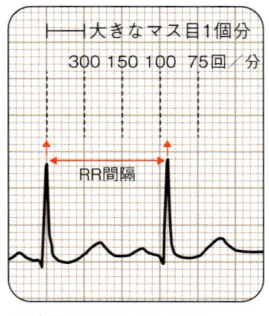

心拍数は95回／分くらい

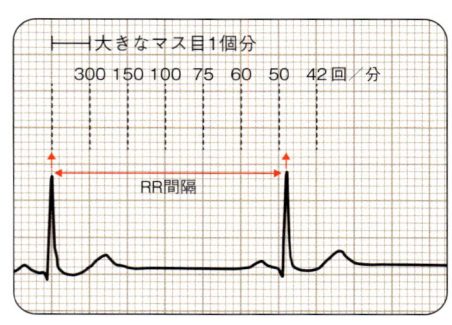

心拍数は50回／分より少し少ない

　次に，「300-150-100-75-60-50-42」と，この値を順番に声に出して言えるよう何度も練習しましょう。この数字の意味ですが，もしRR間隔が大きなマス目1個分なら心拍数は300回／分，2個分なら心拍数は150回／分，3個分なら100回／分というように，RR間隔からおおよその心拍数がわかります。正常の心拍数は，およそ3個から6個の間となります。

　この方法をマスターすれば，わざわざ計算しなくても瞬時に心拍数がわかり，緊急時に大変便利です。

● マス目と心拍数の対応

大きなマス目	心拍数（回／分）
1個分	300
2個分	150
3個分	100
4個分	75
5個分	60
6個分	50
7個分	42

3個分〜6個分が正常範囲

実際の波形で試してみよう！

それでは心拍数を一瞬で判断する練習をしてみましょう。

図8の波形を見て下さい。心拍数はいくつでしょうか？ 一瞬のうちに答えましょう。

図8　心拍数を数えてみよう①

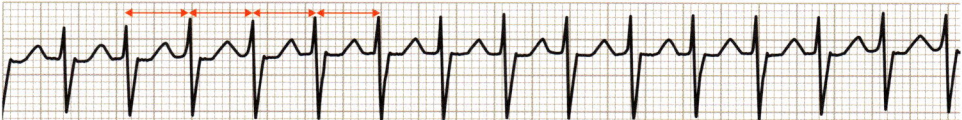

RR間隔の間に大きなマス目が1個分はありますが、2個はありませんね。だから150（回／分）以上、300（回／分）以下です。患者さんの様子をすぐに見に行く必要があります。

それでは図9の心電図、心拍数はいくつでしょうか。

図9　心拍数を数えてみよう②

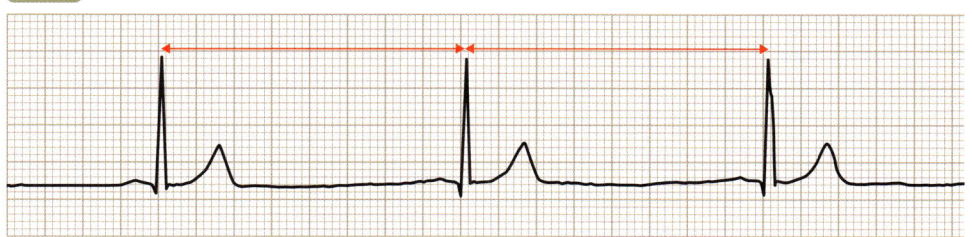

RR間隔は大きなマス目が8個分ですよね。答えはほぼ40回／分くらいです。「そんなアバウトでいいの？」と思うかもしれないですね。

先ほどの例でも本来は正確に計算もできるのですが、42回／分以下とわかれば、そんな計算をしている時間はありません。急いで患者さんのもとに走りましょう。

最後に，図10の心電図はどうでしょうか。

図10 心拍数を数えてみよう③

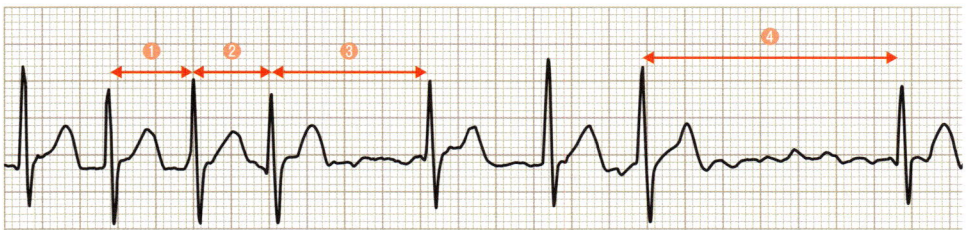

これは，❶が大きなマス目で2個，❷も2個，❸が4個くらい，❹は7個くらいです。心拍数は42〜150回／分と，一定していません。全体的に見てRR間隔が比較的狭くバラバラ，つまり頻脈傾向にある心房細動（頻脈性心房細動）です。

どうでしたか？ そんなに難しくないでしょう。大切なのは，小学生の時に九九を声に出して覚えたように，「300，150，100…」と何度も声に出して覚えることです。

でも，ちょうど大きなマス目だけで数えられるとは限らないでしょう？ 大きなマス目3個と4個の間くらいとか…

パッと見た瞬間に「心拍数が速すぎないか，遅すぎないか」を判断できればいいの。瞬時の判断には慣れも必要。たくさん波形をみて「おかしい」と気付くセンスを養いましょう。

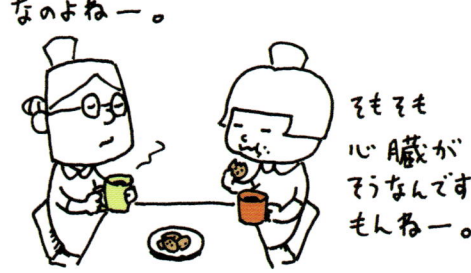

レッスン1　3つのルールで危険な心電図を見分ける

7 | ルールを理解するための基礎知識⑥
QRS幅が狭い,広いってどういうこと?

QRS幅を見てみよう

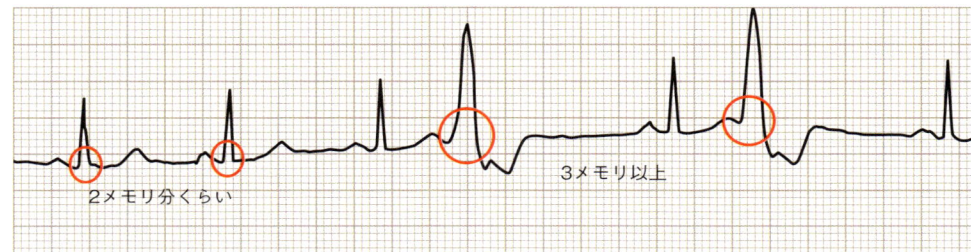

図11 QRS幅を見る①
2メモリ分くらい　　3メモリ以上

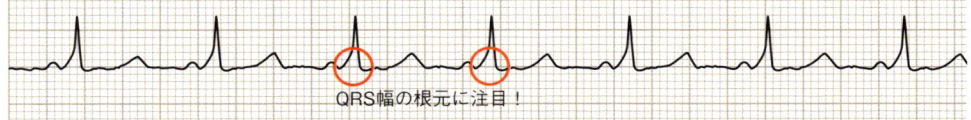

図12 QRS幅を見る②
QRS幅の根元に注目!

　図11の波形をじっくりと眺めて気付くことはありませんか。先の尖った波形が2種類ありますね。初め(1拍目や2拍目)の波形は,QRS幅が小さなマス目で2メモリ分くらいですね。一方(4拍目と6拍目)の波形のQRS幅は初めのものと比べて明らかに幅が広く,実際に数えてみると小さなマス目で3メモリ以上あります。

　この違いは何でしょうか。正常に刺激伝導系を伝わって起こった左室の収縮なら,QRS幅は狭くなります。しかし,そうでない経路を通ったり,異所性(本来生じる場所でないところから刺激が生じること)に刺激が起こったりした場合には,きちんと刺激伝導系を通らないので,伝導に時間がかかり,QRS幅が3メモリ以上になってしまうのです。

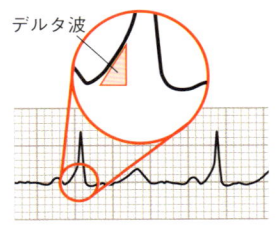

図13 デルタ波
デルタ波

　図12の波形はどうでしょうか。一瞬,先に提示した正常なQRS波と同じような幅に見えますが,よく見ると,その根元のほうの幅が広くなっています(図13)。

これも QRS 幅が 3 メモリ以上と考えます。QRS 幅が 2 メモリまでは正常，3 メモリ以上は異常ですから，これも正常な波形ではありません。これは通常の刺激伝導系以外に心房と心室をつなぐ副伝導路（正常とは異なる抜け道≒近道）が存在することで見られる，WPW 症候群という疾患に特徴的な波形，デルタ波（Δ波）です。きちんと刺激伝導系を通った場合と比べ，心房から心室への電気の伝わりが速くなる分，デルタ波と呼ばれる R 波の立ち上がりが早くから起こり，QRS 幅が 3 メモリ以上になってしまうのです。

　この波形は時々しかお目にかからないものですが，知っていないと困る波形です。「こんな場合もあって注意が必要なんだなあ」と心にとめておきましょう。

> ●QRS 幅の正常と異常
> QRS 幅が狭い≒ 2 メモリまで ➡ 正常
> QRS 幅が広い≒ 3 メモリ以上 ➡ 異常

QRS 波の幅が広いのは危険！

　QRS の幅が広い＝心室から異所性に不整脈が発生していることを意味します。

　心室性の不整脈が心房性よりも危険というのは，column〔→ p.17 参照〕で述べましたね。心室，特に左心室が不調になると，全身に血液を送ることができなくなるので，ダイレクトに生命に関わってくるのです。これから心電図を勉強するにあたり，例外を除き，心房性不整脈より心室性不整脈のほうが危険という認識をもって下さい。

> ●不整脈の危険度
> 心房性不整脈よりも心室性不整脈のほうが危険！
> 心室性不整脈＝ QRS 波の幅は 3 メモリ以上

心房性よりも心室性のほうが危険なのね。じゃあ，心房細動（Af）もあまり危険ではないということ？

心房細動（Af）は，心房性とはいっても危険な状態です。心房細動（Af）は，心房が波打ってしまい，心室とリズムを合わせて収縮することができない病気で，血液の流れに淀みができてしまい，特に左心房内に血栓ができやすくなります。この血栓がはがれて脳へ運ばれてしまうと脳梗塞になります。心房性といっても"別の意味"で危険といえるのです。

レッスン 1　3つのルールで危険な心電図を見分ける

8 3つのルールを使って心電図を読んでみよう

3つのルールをもう一度

　さあ，これで基本は終わりです。改めて，3つのルールを見てみましょう。そして，この3つのルールに沿って，実際の心電図を見ていきましょう。このルールですべての波形が判断できるわけではありませんが，少なくともドクターコールが必要な波形は判別できます。

● 心電図を見分ける3つのルール

ルール1　心拍数を見る ➡ RR 間隔を見る，心拍が速すぎても遅すぎても危険！
まずは教科書通りに，心拍数が 50～100 回／分の間にあるか，そうでないかを見る。

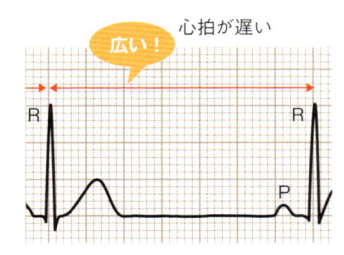

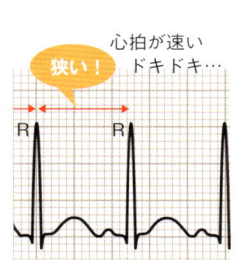

ルール2　QRS 幅を見る ➡ 小さなマス目が約 2 メモリまでなら QRS 幅は正常，3 メモリ以上は危険というイメージをもとう。

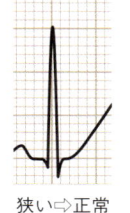

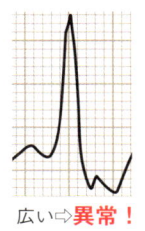

ルール3　症状を知る ➡ 患者さんに動悸や息切れなどの臨床症状があるか聞いてみる，意識があれば必要以上にあわてない！（いつもは意識がある患者さんに不整脈が起こった場合を想定）

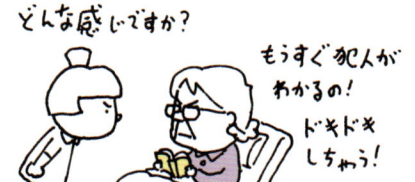

3つのルールを当てはめて，

> 波形に異常はなくても"意識状態"がおかしい➡緊急事態！
> 心拍数やQRS幅に異常が1つ以上ある＋動悸や息切れなどの症状がある➡危険！

3つのルールの考え方

・波形を見て異常を疑ったら，まず患者さんのもとへ飛んでいきましょう。意識状態がおかしければ，それだけで緊急事態です（それまで意識があった場合）。心拍数とQRS幅を確認しつつ，すぐに医師を呼びます。
・意識があれば少し余裕があります。心拍数とQRS幅を見て，患者さんに症状を聞いてみます。
・心拍数やQRS幅に異常が1つ以上あり，動悸や息切れ，胸痛などの症状があれば，危険と判断できます。

ただし，モニター心電図波形が正常でも，臨床上異常なことはあります。特に"胸痛"症状の場合は注意が必要です。モニター心電図では正常に見えても，12誘導心電図をとらないと判断できない狭心症や心筋梗塞の場合があるからです。

ルールの3つともに異常があるのが，超緊急事態の波形3つ「心停止，心室細動（Vf），無脈性心室頻拍（pulseless VT）」です〔→p.6参照〕。本来，これは見てすぐに判断できないといけません。形を丸暗記しておくくらい，しっかり頭に入れておきましょう。どうしても判断に迷ったら，この3つのルールを当てはめて考えます。

迷ったら，正常心電図と見比べよう

ここでもう一度，正常の心電図波形を見てみましょう。

図14 正常の心電図波形

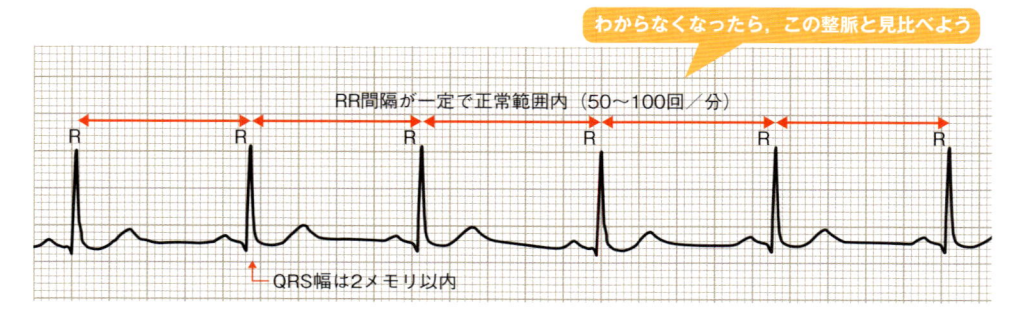

わからなくなったら，この整脈と見比べよう

RR間隔が一定で正常範囲内（50〜100回／分）

QRS幅は2メモリ以内

もし，心電図の波形が異常かどうか迷ったら，正常の心電図波形と見比べて下さい。自信をもって心電図が読めるようになるまでは，常にこの原点（正常心電図）に立ち返り，見比べること。そうすれば，わざわざ正常心電図を確認しなくても，一目で正常か

異常かの判断ができるようになってきます。

3つのルールを使って読んでみよう ①

ここでは異常波形に慣れることを目的に，3つのルールに沿って心電図波形を読んでいきます。目標は，波形の緊急度を一瞬で見抜けるようになること。推測される疾患について詳しくは，以降のレッスンで勉強しましょう。

くねくねした丸みのある波が続いているだけ！ どれがR波？ どれがQRS？

図15

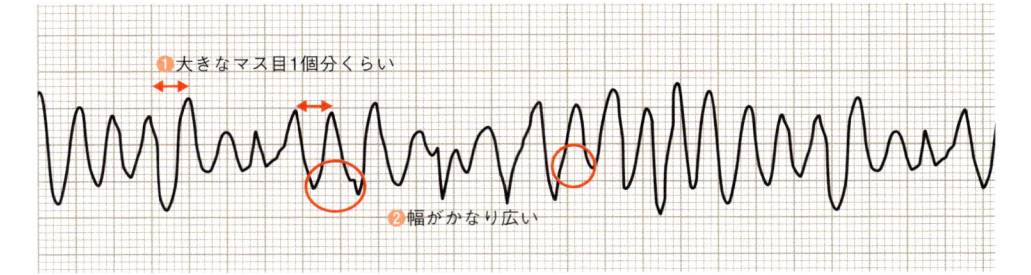

❶ 大きなマス目1個分くらい
❷ 幅がかなり広い

❶ **心拍数（RR間隔）**：正常心電図のように先の尖った波がないので，どれがR波か判定が難しいですね。あえてサインカーブのような波をR波と考えて，この波と波の間の幅をRR間隔と考えても，心拍は大きなマス目1個分，つまり心拍数は300回／分くらいはあります。➡ 異常です

❷ **QRS幅**：これもどこからどこまでがQRS幅と考えるか難しいですが，それでもこのサインカーブのような波の幅は，小さなマス目2メモリ分よりかなり大きな幅です。➡ 異常です

❸ **臨床症状**：これはどうでしょうか？ 通常，この波形の場合，意識はありません。➡ 異常です

判定

RR間隔（脈拍は約300回／分以上）も，QRS幅（3メモリ以上）も，臨床症状も（+），すべて異常です。この波形，実は心室細動（Vf）といって，本来は見ただけですぐに判断し，患者さんのところに飛んでいき，心肺蘇生をしないといけません。覚えておいて下さいね。

3つのルールを使って読んでみよう ②

幅の広い QRS 波がいくつも出ている！ 心拍数も多いみたい！

図16

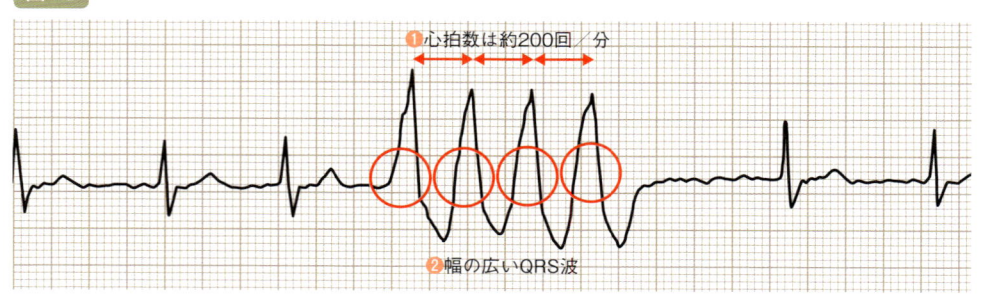

❶ 心拍数は約200回／分
❷ 幅の広いQRS波

❶ 心拍数（RR 間隔），❷ QRS 幅：4拍目から幅の広い QRS 波が 4 つ連続しています。RR 間隔を見ると，心拍数はおよそ 200 回／分ですね。➡ 異常です

❸ 症状の有無：QRS 幅が広い波形が 3 つ以上も続く場合，もし患者さんに意識があるのなら何らかの症状（動悸やふらつき感）を訴えるかもしれません。➡ 意識がなかったり，何らかの症状があれば異常です

判定
ルール❸が当てはまらなくても，残り 2 つは異常なので危険な心電図と判断できます。これは，心室性期外収縮（PVC）が連続するショートラン（short run）の波形です。

明日は初めての夜勤なんだけど，この 3 つのルールを覚えておけば安心ね。

ルールの 1 つでも異常があったら，先輩ナースに相談してね。今は緊急事態でなくても，放っておくと超緊急事態になってしまうこともあるのよ。

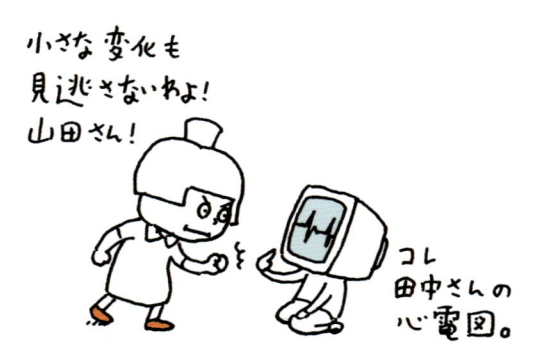

小さな変化も見逃さないわよ！ 山田さん！

コレ田中さんの心電図。

3つのルールを使って読んでみよう ③

QRS幅は狭いようだけれど，RR間隔がバラバラ！

図17

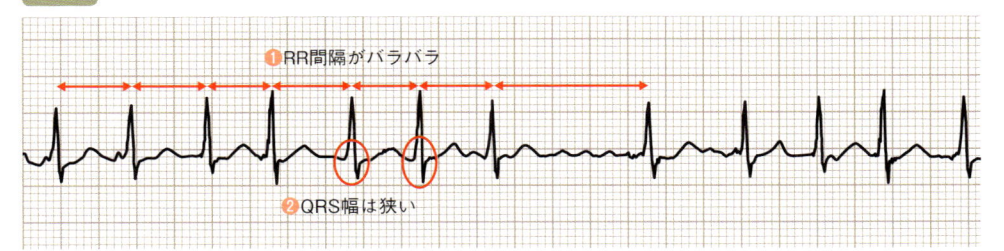

❶ RR間隔がバラバラ
❷ QRS幅は狭い

❶ 心拍数（RR間隔）：バラバラ ➡ 異常です
❷ QRS幅：狭い（小さなマス目2メモリ）。➡ 正常です
❸ 症状の有無：発作性であれば，通常，症状を訴えます（動悸，めまい感など）。また，脈が速くなった状態を長い間放置しておくと，心不全傾向になります（息切れなどの症状）。➡ 異常です

|判定|

症状があり，RR間隔の異常があります。つまり，異常波形です。この波形，基線が小刻みに揺れていますが，心房粗動（AF）のように一定のリズムで"への字"で揺れていません。これは心房細動（Af）で，PAf（パフ）と呼ばれる発作性心房細動です。以前より起こっている慢性心房細動なら，あまり症状を感じないようです。

なお，慢性の場合は，小刻みに揺れる波（f波）が小さく細かくなります。一方，発作性，つまり急性の場合は，f波が大きく波が荒い感じになります。

正常波形か異常波形は，意外と簡単に区別できるのね。それに症状を加えると，すぐに対応すべきものか，ちょっと余裕があるか，などはわかりそう！

一方で，3つのルールの欠点も判明しましたね。今までは元気だった，また意識がある時に起こったという前提です。異常心電図は，脳梗塞で寝たきりの人にも起こるので，このルールだけでは判断できないことがあります。でも，「RR間隔とQRS幅，それに症状を見る・聞く」という3つのルールは，習慣として身に付けておくと安心よ。

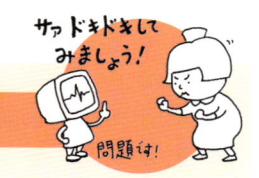

レッスン 1　3つのルールで危険な心電図を見分ける

練習問題　▶▶ 答えと解説はP.31〜32

患者さんの状態と波形から，以下の手順に沿って危険な心電図かを自分で判定してみましょう。

① 心拍数はいくつですか？
② QRS幅は広いですか，狭いですか？
③ 患者さんの状態はどうでしょうか？

問題 ①

- **患者さんの状態**　駆けつけた時には意識があり，症状をたずねると「一瞬ふーっとして意識がなくなった」と訴えています。
- **心電図**

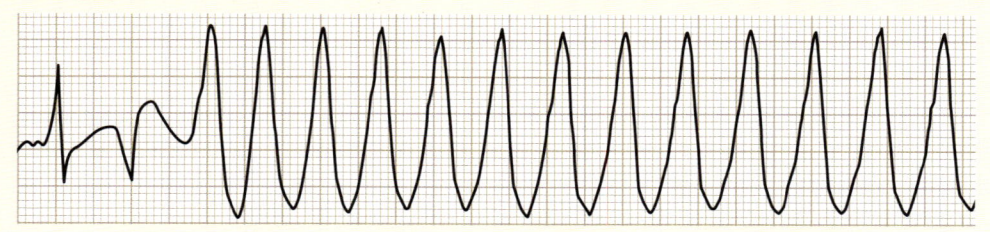

問題 ②

- **患者さんの状態**　「時々，ドキッとする」と自覚症状を訴えています。
- **心電図**

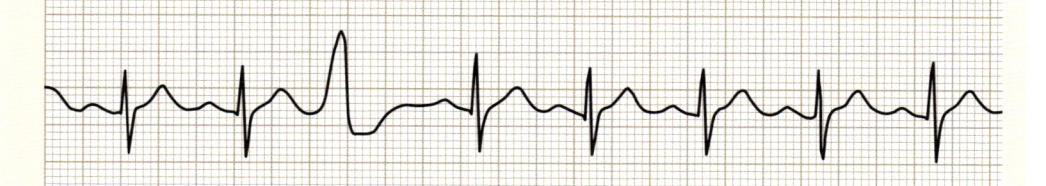

問題 ③

- **患者さんの状態**　「突然，動悸がし始めた」と言っています。
- **心電図**

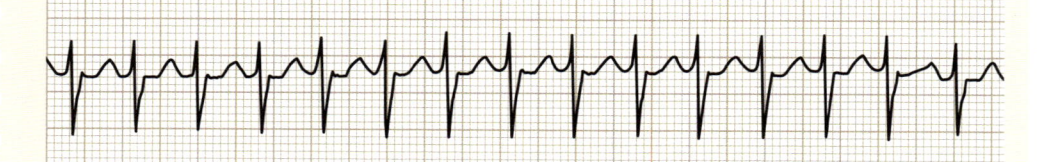

答えと解説

問題 1

❶ **心拍数（RR 間隔）**：どこが R 波か難しいですが（上向きに尖っているのが R 波ですから），尖っているところを見ると一定のリズムがありそうです。数えてみましょう。大きなメモリ 1 個半くらいだから，心拍数は 200 回／分以上です。➡異常です

❷ **QRS 幅**：これもどこからどこまでが QRS 幅か見分けるのは難しそうですが，基線が真ん中くらいにあるとしても，3 メモリ以上は軽く超えているのがわかります。
➡異常です

❸ **症状の有無**：意識のある人もない人もいますが，多くは「ふーっとした，意識がとんだ」などの症状があります。➡症状があれば異常です

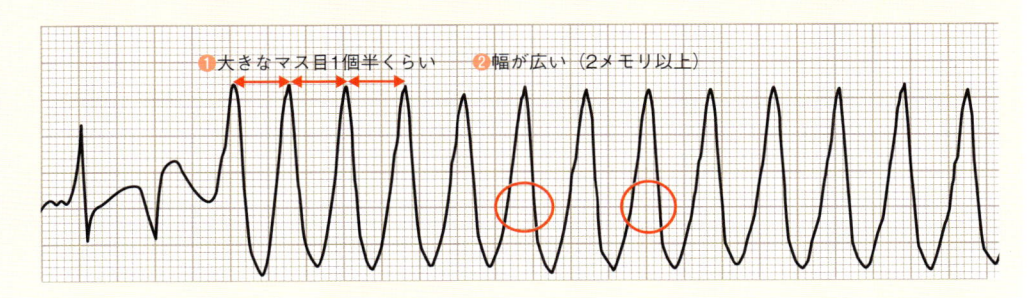

❶大きなマス目1個半くらい　❷幅が広い（2メモリ以上）

判定

異常は 3 つであり，危険な波形とわかりますね。これは，心室頻拍（VT）の波形で，実際は特に危険な無脈性心室頻拍（pulseless VT）の状態でした。この波形を見たら患者さんのところに飛んでいって，意識があるかをすぐに確認しましょう。もし意識がなければ，すぐに脈が触れるかを確認しましょう。脈が触れないなら，急いで心肺蘇生を！

問題 2

❶ **心拍数（RR 間隔）**，❷ **QRS 幅**：初めの 2 拍目までと 4 拍目以降は，RR 間隔が一定で約 100 回／分（大きなマス目 3 個分）で，かつ QRS 幅は狭い（2 メモリ）です。しかし，3 拍目に形の違う，幅の広い QRS 波（3 メモリ以上）があります。➡異常です

❸ **症状の有無**：動悸を訴える場合もありますが，自覚のない人もいます。➡症状があれば異常です

❶心拍数は一定（100回／分）

❷QRS波の形が違う，幅が広い

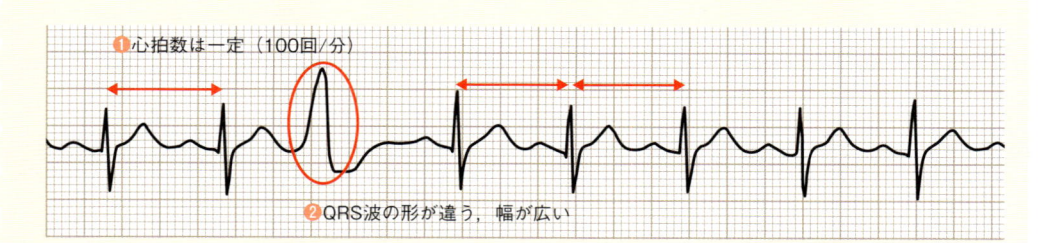

判定

　異常波形ですが，意識があるので，あわてる必要はありません。
　3拍目の幅の広い波形は，心室性期外収縮（PVC）によるものです。幅の広いQRS波（3メモリ以上）は，危険信号でしたね〔→p.16参照〕。

問題❸

❶ **心拍数（RR間隔）**：小さなマス目8メモリ，つまり大きなマス目2個近くなのでRR間隔は150回／分以上（おおよそ200回／分）くらい。➡**異常です**

❷ **QRS幅**：狭い（小さなマス目約2メモリ）。➡**正常です**

❸ **症状の有無**：この状態ならば，通常は動悸を感じます。また，この状態で時間がたっている患者さんは，呼吸苦などを訴えます。➡**異常です**

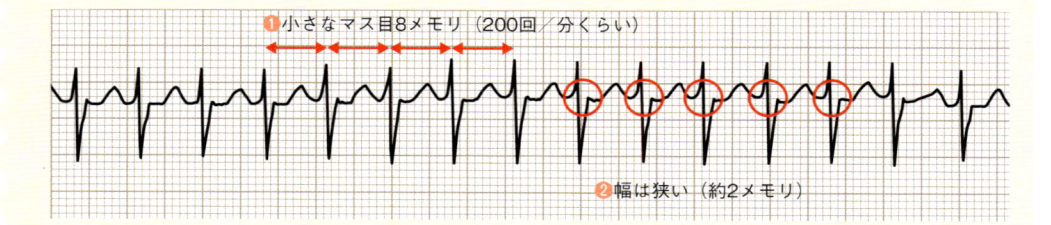

❶小さなマス目8メモリ（200回／分くらい）

❷幅は狭い（約2メモリ）

判定

　QRS幅は合格（問題なかった）だけれど，RR間隔が150回／分以上は異常です。これは発作性上室性頻拍（PSVT）です。症状とRR間隔の異常から，報告が必要な異常波形と判断できます。
　なお，発作性という名前からも，発作性上室性頻拍（PSVT）は突然起こり，突然止まったりします。一方，体温上昇や貧血などほかの原因で"徐々に"脈拍が速くなっているなら，それは洞性頻脈です〔→p.65参照〕。

レッスン2

4つのステップで瞬時に危険な心電図波形を見極める

レッスン1で"患者さんの命に関わる"波形を見てもらいました。実際の臨床でもこの本に示した波形とまったく同じものが出てくれば楽なのですが，特徴は同じでも波形にはバリエーションがあります。慣れないと混乱するかもしれませんね。

また，頻繁に出くわさない波形なら，忘れてしまうこともあるでしょう。そこでレッスン2では，記憶があやふやな波形や，初めてお目にかかった波形にも対応できるよう，系統立ててモニター心電図の読み方の手順を学んでいきます。

世の中，いろんな人がいます。人の数だけ波形があります。

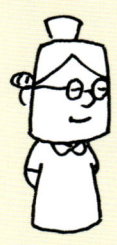

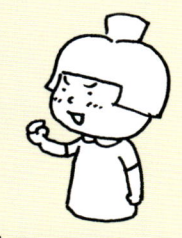

「波形を見て一目惚れ」ってのもあるんですかね?!

レッスン2　4つのステップで瞬時に危険な心電図波形を見極める

1 心電図を読むための4つのステップ

レッスン1からもう一歩！

　オリエンテーションとレッスン1は理解できましたか？　この2つのレッスンで最低限度の基本は身に付いているはずです。レッスン1で，「初心者の間は，問題の波形が正常か異常かわからなくなった時，常に正常の心電図波形と見比べる習慣を付けて下さい」と言いました。でも，いつまでもこの方法に頼っていては，それ以上の上達は望めません。

　初めて出合った心電図が異常かそうでないかをその場ですぐに判断するために，また，将来12誘導心電図まで読んで理解できるようになるためにも，いつも"決められた手順で読む癖"を身に付ける必要があります。最終的には無意識にこの手順を行えるようになって下さい。その手順は決して難しくありません。手順は何と4つだけ，なのです。

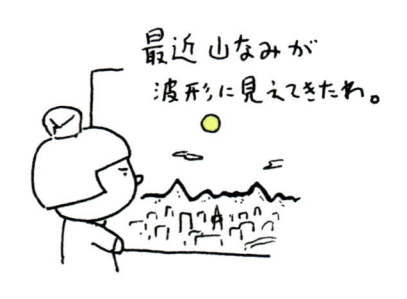

最近山なみが波形に見えてきたわ。

まずは4つのステップを見てみよう

　12誘導心電図の本では，リズムのチェックに始まり，P-PQ-QRS-ST-T-U波と順番に細かく見ていくよう書かれています。この習慣はとても大切です。しかし，初心者には少々荷が重いですね。特にU波まで見ることは初心者には大変です。

　でも，安心して下さい。最低限度のモニター心電図が読めるようになるためには，そこまで細かくなくてよいのです。以下の4つのステップのうち，最低ステップ3までできれば大丈夫。

　まずは4つのステップを見てみましょう。

●心電図を読む4つのステップ

　ステップ1　リズム（RR間隔）を見る➡一定のリズムが保たれているか。リズムは速すぎたり遅すぎたりしないか。つまり，脈が整か不整かを見る。

　ステップ2　P波を見る➡P波があるかないか，またP波があればP-QRSが1：1でつながっていて，その幅（PQ間隔）は一定か。

ステップ3 QRS波を見る ➡ 幅が広いか狭いか。
ステップ4 ST変化を見る ➡ 上昇か低下か。ただし，本来モニター心電図ではST変化を見てはいけない（12誘導心電図を読む際は必要）。

ステップ3までできれば大丈夫なのよね。ステップ4を覚えなければならないのはどうして？

ステップ4は，モニター心電図ではなく，12誘導心電図で判断すべきものだからです。でもこのステップを意識していると，12誘導心電図を勉強する時に必ず役に立つはずよ。

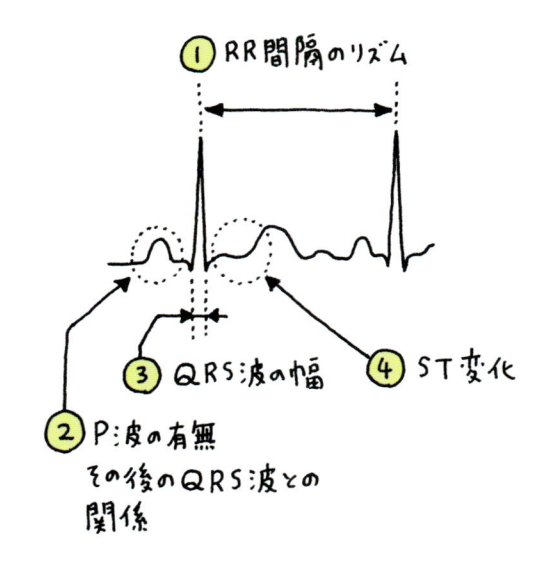

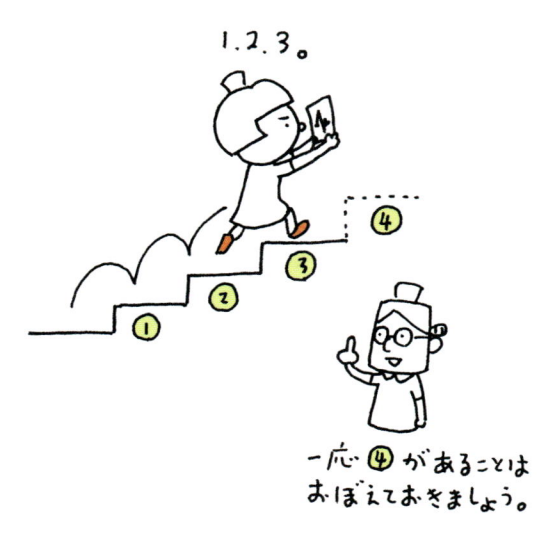

① RR間隔のリズム
② P波の有無 その後のQRS波との関係
③ QRS波の幅
④ ST変化

1.2.3。

一応 ④ があることはおぼえておきましょう。

レッスン2　4つのステップで瞬時に危険な心電図波形を見極める

2 ステップ1 リズム（RR間隔）を見る
脈が整か不整か

■ ナースステーションで聞こえる，音の"リズム"

　"リズム"は元々音楽用語で，音の強弱・短長の規則正しい繰り返しを意味し，そこから物事の規則正しい繰り返しにも使うようになった言葉です。

　心電図波形のリズムと音のリズム，この2つは臨床現場では馴染み深く，切っても切り離せない関係です。なぜって？ ナースステーションで耳を澄ませて下さい。何か聞こえませんか？ ピッピッピィって，モニター心電図計から音が聞こえてきませんか？

　この意味，わかりますよね。音が出る理由は，モニター波形を見なくても音のリズムで異常を判断できるようにするためです。今までリズミカルだった音に，急に調子が外れた音が入ると，違和感がありますよね。そしてすぐに"不整"とわかります。

　日常業務に追われながらも，医療従事者は常に音に敏感でなければいけません（これって，すごく大切です！）。ただ，音の変化だけでは正常か異常かしか判断できません。便利ですが，やはり限界があります。そこで，異常波形と疑われたら実際のモニター心電図波形を見て解釈することになります。

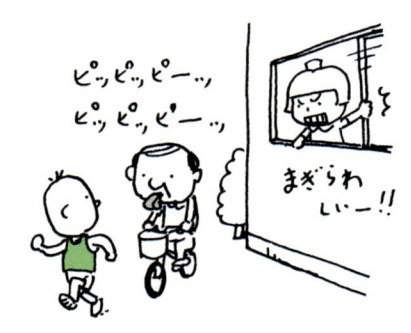

■ 波形の"リズム"はRR間隔で見る

　まずモニター心電図波形からは，何を基準にリズムが整か不整か判断すればよいでしょう？ レッスン1のルール1でR波について述べましたが，おそらく皆さんも直感的に一番目立つ（高さがある）R波とR波の間隔を見比べて，これらの幅が等しいならリズムが整，バラバラなら不整と考えるのではないでしょうか？ 心電図を見る場合，まずRR間隔が等しいかどうかを見る癖を付けましょう（図1）。

図1 RR間隔を見る

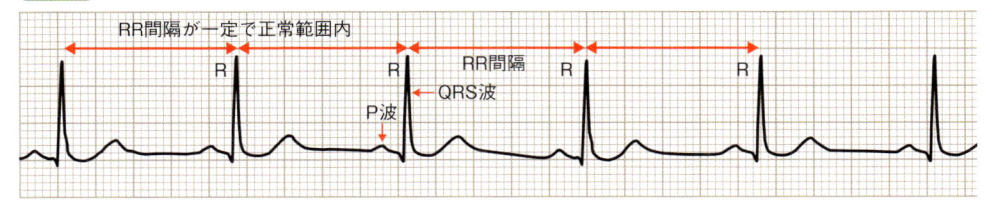

RR間隔を見る①

それでは実際の心電図で，ステップ1を見てみましょう。

図2

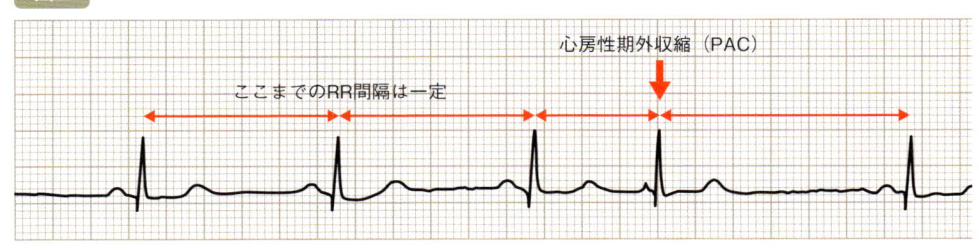

RR間隔を見ていくと，初めから3拍目までのRR間隔は等しいのに，その次のRR間隔は短くなっていますね。RR間隔がイコールではないため，この心電図波形は不整脈と判断できます。

この4拍目の不整脈はQRS幅が狭いですが，その前にあるP波は，ほかのものと形が違います。これは心房性期外収縮（PAC）の波形です。

RR間隔を見る②

図3

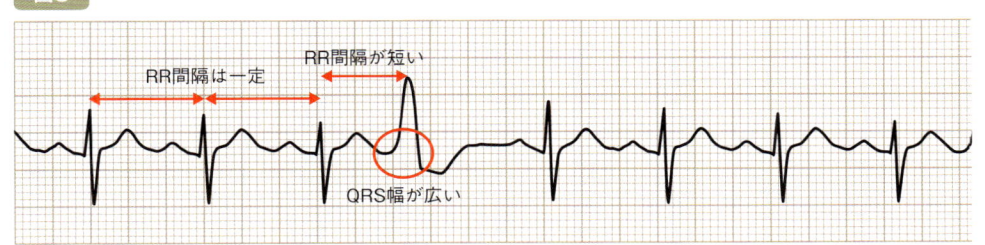

先ほどの例と同じようにRR間隔を見て下さい。初めから3拍目までのRR間隔は等しいのに，その次のRR間隔は短くなっていますね。RR間隔がイコールではないため，これは不整脈と判断できます。簡単ですね。

今度も4拍目の不整脈でしたが，図2の波形と少し違いますよね。QRS幅は広く（3メモリ以上），その前にP波もありません。これは心室性期外収縮（PVC）の波形です。

RR間隔を見る③

図4

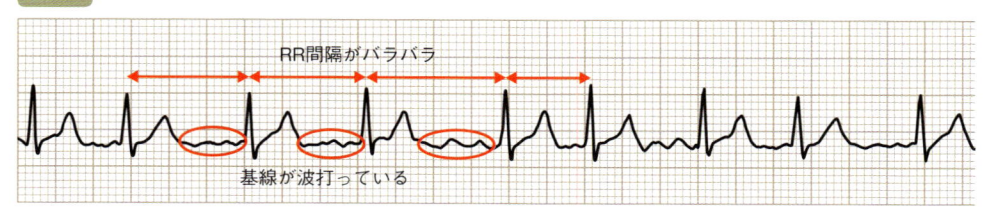

RR間隔がバラバラ
基線が波打っている

今度はどうでしょう？ 1番目，2番目とRR間隔を見ていくと，どれもバラバラですよね。基線も小さく不ぞろいに波打っています。不整脈です。

幅の狭いQRS波が不規則に並んでいて，正常心電図ならその前にあるはずのP波も，どれがP波かわかりません。これは心房細動（Af）の波形です。

RR間隔を見る④

図5

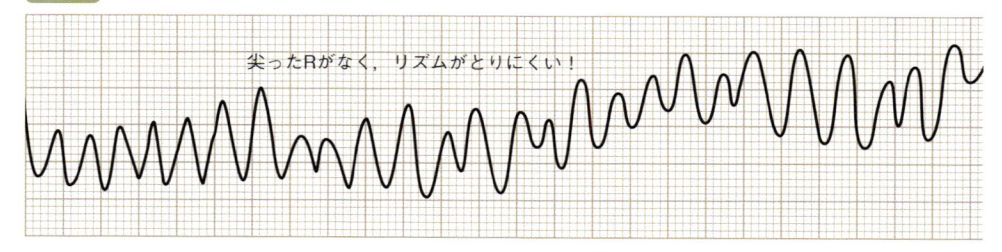

尖ったRがなく，リズムがとりにくい！

この波形はどうでしょう？ 尖ったR波がありません。リズムがとりにくいですね。明らかに正常心電図と違う，不整脈です。

この波形に見覚えはありませんか？ レッスン1〔→p.27参照〕でも出てきましたね。これは一目見ただけで即座に判断し，患者さんのところに駆けつけて電気的除細動や胸骨圧迫を始めないといけない緊急事態の波形です。これは心室細動（Vf）の波形です。

RR間隔を見る⑤

図6

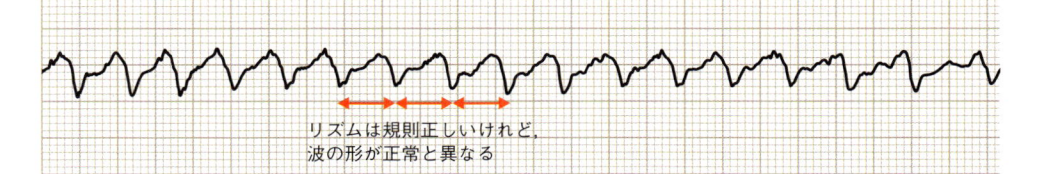

リズムは規則正しいけれど，
波の形が正常と異なる

　この心電図はどうでしょう？ 尖った波が下向きにありますね。下向きなのでQRS波ではなくQS波ですが，この尖った波の間隔を見ていきましょう。どれも規則正しいですよね。しかし，正常の波形と比べて，尖った下向きの波は幅は広く，P波がどこにあるかもわかりません。これも不整脈と予測できます。これは心室頻拍（VT）の波形です。

　ステップに沿って，不整脈か判断することはできそう。でも，心房性期外収縮とか心室性期外収縮とか，疾患名までわからないとダメなの？

　疾患についての説明は，初めて読む時は読み飛ばしてOKです。最初は，不整脈かどうかの判断のみに集中してください。2回目，3回目と読む時に，通して読んでみましょう。疾患と波形の関連について理解が深まります。

column 肺炎から不整脈？

　不整脈は，心臓自体に問題があるから起こるとはいい切れません。確かに心筋梗塞などで心筋が局所的にダメージを受けた結果，起こる不整脈もあります。でも意外に多いのが，肺炎など低酸素状態になった患者さんに起こる不整脈。低酸素状態になると，結果的に冠動脈に流れる血液酸素濃度が減少します。その結果，心筋梗塞や心不全の場合と同様に心筋への酸素供給量が減り，心筋が悲鳴をあげて不整脈が起こるのです。
　だから不整脈は，循環器疾患だけでなく，酸素を投与しなければならない状態のどんな疾患の患者さんにも起こる危険性があるということ。必ず頭に入れておいて下さい。

3 ステップ2 P波を見る
あるかないか

ステップ1で"おおよそ"脈が整か不整かを見分けるコツがわかったと思います。今度は，P波を見ていきます。慣れるまでは，正常心電図と比べながら各波形を見ていって下さい。

正常心電図でP波を確認しておこう

まずは正常心電図を見てみましょう。各R波の前に，P波が確認できますよね。P波は心房の電気的興奮を反映したものです。

図7 正常心電図のP波

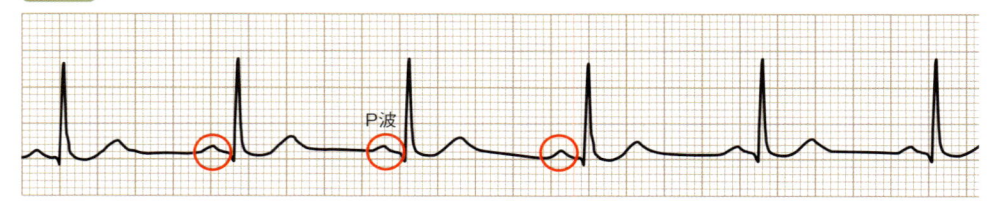

では，以下の波形はどうなっているでしょう。

P波を見る①

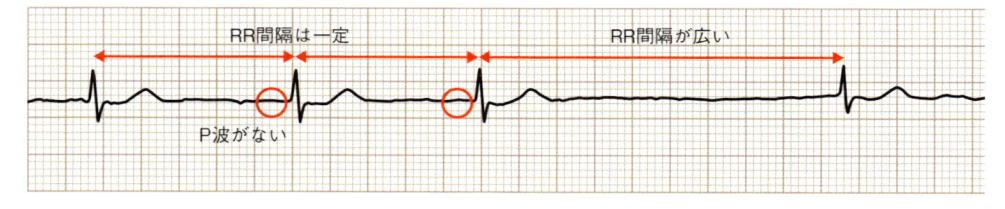

図8

まずステップ1から見てみると，3拍目までRR間隔は一定ですが，3拍目と4拍目の間のRR間隔は少し広いですね。この段階ですでに"不整"と決定。

次にR波の前を見てみましょう。正常波形の場合，R波の前方に大きなマス目1つ分以内の距離にP波がありましたが，この心電図波形ではP波は見当たりませんね。

図3 にあった心室性期外収縮（PVC）の例〔→p.37参照〕では，QRS幅が広く，かつその前にP波がなかったのですが，今度はQRS幅が狭いのに，その前にP波があり

ません。

　心室性は QRS 幅が広く，その前に絶対に P 波がない，逆にいうと「普通，QRS 幅が狭いとその前に P 波がある（ことが多い）」のですが，この例では QRS 幅が狭くかつその前に P 波がありません。RR 間隔がバラバラで，かつ狭い QRS 波の前に P 波もない，これは心房細動（Af）の特徴です。

P波を見る②

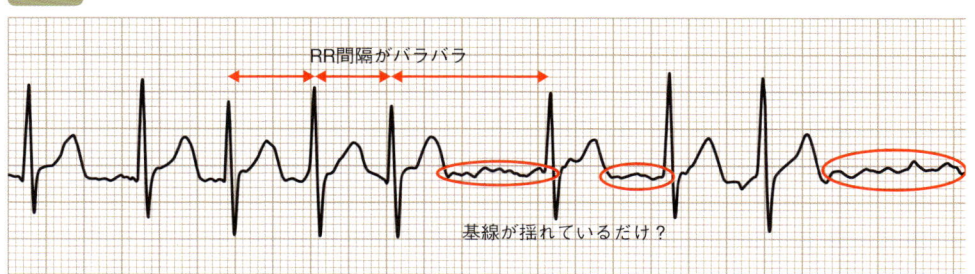

図9

RR間隔がバラバラ

基線が揺れているだけ？

　先ほどと同様に考えると，ステップ 1 では RR 間隔がバラバラですから不整脈。そして，R 波の前に P 波を探すと，確かに何か小さな波がありますが，正常の時の P 波と形が違うし，何だか変ですね。この小さな波は P 波ではなく f 波といって，心房細動（Af）になってからあまり時間がたっていない時に見られる波形です〔→ p.29 参照〕。

P波を見る③

図10

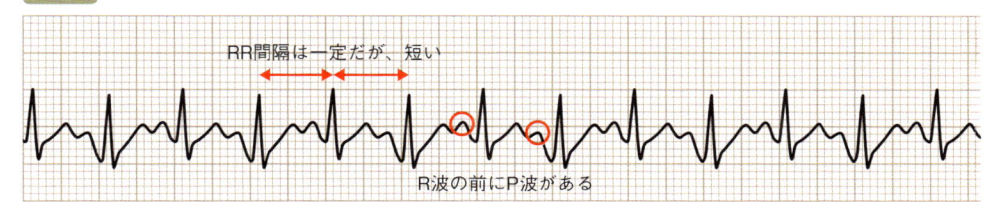

RR間隔は一定だが、短い

R波の前にP波がある

　これはどうでしょうか？ ステップ 1 の RR 間隔はすべて同じ，R 波の前には P 波があります。正常心電図と比べてみても，大きな違いはありません。唯一の違いは，RR 間隔が正常と比べると短い，つまり脈拍が速いことでしょうか。ここでレッスン 1 で説明した心拍数をすばやく知る方法〔→ p.20 参照〕を使って RR 間隔を見てみると，およそ 150 回／分とわかりますよね。"不整"です。

　これは洞性頻脈といって，例えば発熱時，脱水・貧血時，心不全時などでも見られる波形です。急にではなく，時間をかけて徐々に速くなるのがポイントです。

P波を見る④

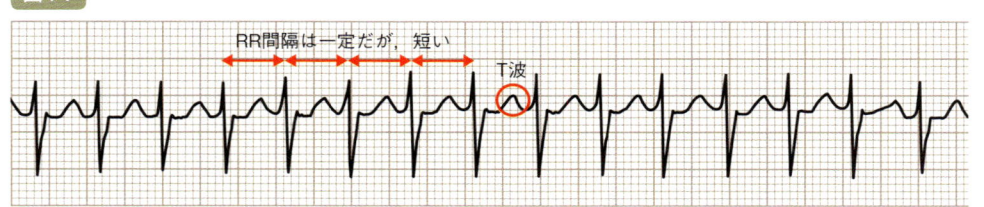

図11

RR間隔は一定だが，短い
T波

　これは図10の波形と同様，リズムは一定ですが，RR間隔は短いですよね。心拍数は150回／分以上あります。またP波がはっきりしません（QRS波の前にある上向きの波はT波です）。QRS波の幅は狭いのですが，図7の正常心電図〔→ p.40参照〕と比べるとやはり形が違いますよね。"不整"です。

　これは発作性上室性頻拍（PSVT）の波形です。発作性上室性頻拍の場合，その発生機序が何種類かあり，心電図によってはP波がわかるものもありますが，基本的にわかりにくいことが多いです。

　図10に挙げた洞性頻脈では脈拍が徐々に速くなるのに対し，発作性上室性頻拍（PSVT）では突然速くなります。この患者さんの症状も，突然の動悸でした。

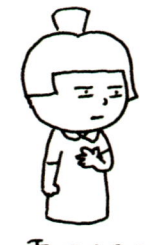

いろんなドキドキがあるんですねー。

心電図を見るとドキドキしちゃうのは治りますかね？

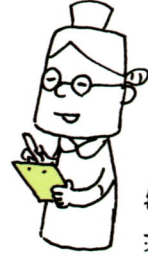

毎日見てたら私は治っちゃったわよ？

レッスン2　4つのステップで瞬時に危険な心電図波形を見極める

4 ステップ3　QRS波を見る
幅が広いか狭いか

次はQRS波の幅を見ていきます。この幅、すごく大切なのです。なぜなら、不整脈の発生起源が心房か心室かを見分ける重要な手がかりだからです。この違いがなぜ重要かというと、多くの場合、心房性不整脈に比べ心室性不整脈のほうが危険、つまり命に関わるからです〔→p.17参照〕。

▍QRS波を見る①

図12

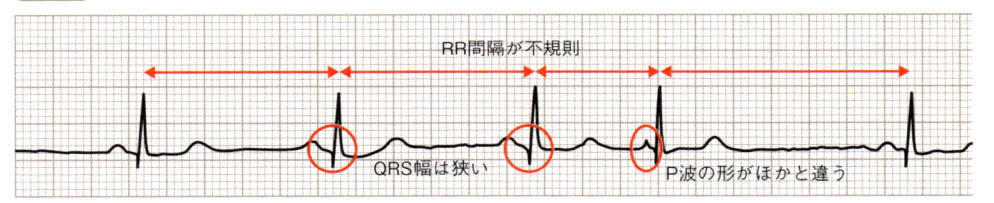

RR間隔が不規則
QRS幅は狭い
P波の形がほかと違う

これは図2で出てきた波形です〔→p.37参照〕。QRS幅は狭く、正常。この時点で心室性不整脈ではない、とわかります。

しかし、4拍目のR波の前のP波は、ほかのP波と形が違いますね。これは本来の場所（洞房結節）とは違う場所から電気刺激が発生していることを示します。"不整"です。

ステップ1の「RR間隔が不規則である」ことと併せて、心房性期外収縮（PAC）とわかります。

▍QRS波を見る②

図13

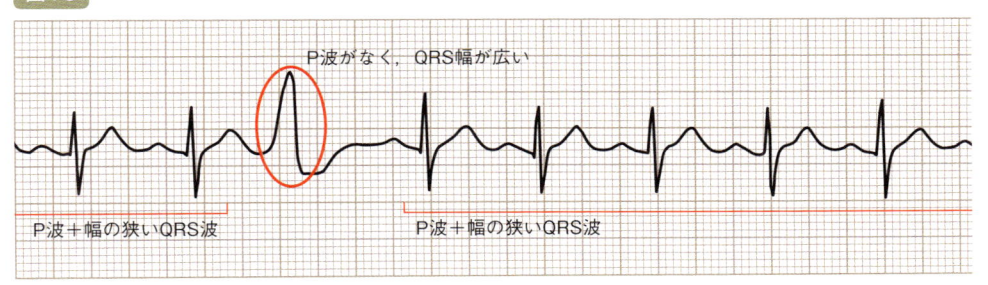

P波がなく、QRS幅が広い
P波＋幅の狭いQRS波
P波＋幅の狭いQRS波

この波形はどうでしょう？ 2拍目までと4拍目以降はP波もあり幅の狭いQRS波もありますが，3拍目はQRS幅が広く，その前にはP波がありません。これも不整脈です。これは心室性期外収縮（PVC）の例です。

QRS波を見る③

図14

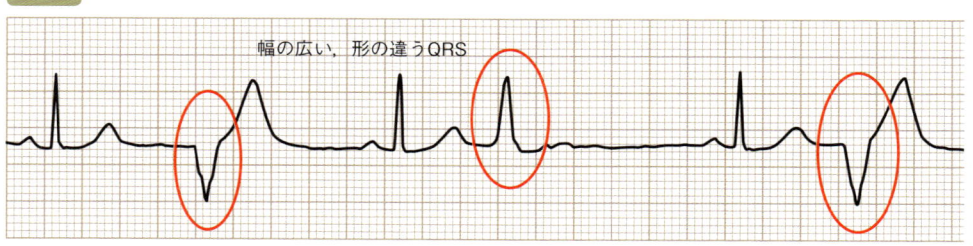

幅の広い，形の違うQRS

今度は2拍目および4拍目と6拍目に幅の広い，でも形の違う（2拍目，6拍目は同じ，4拍目とは形が違う）波形がありますよね。これも不整脈です。形が違う幅の広いQRS波をもつ不整脈は危険な不整脈です。この波形は，多形性（多源性）不整脈です。

"多形性"という言葉を見た時は，「違う場所から，さまざまな問題が出てきている，だから監視が大変で危険な状態」とイメージして下さい。詳しくは次のレッスン3〔→ p.63 参照〕で勉強しましょう。

- 形が違う波形が出るから"多形性"というのね。

- "多源性"ともいうわね。"多源性"は，違うところから異常な脈が発生するので形が違う波形になる，つまり"多形性"になるということ。臨床的に意味するところは同じです。

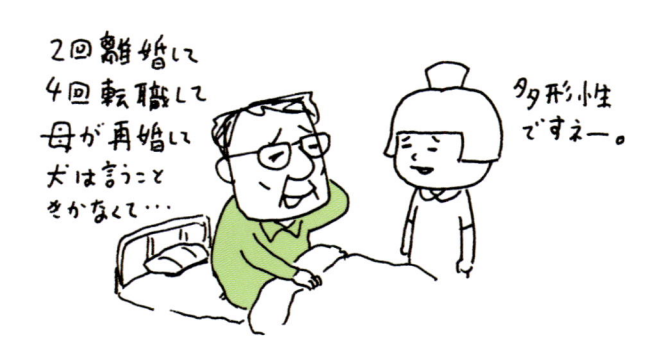

レッスン2　4つのステップで瞬時に危険な心電図波形を見極める

5 ステップ4 ST変化を見る
上昇か低下か

注意！ モニター心電図でST変化を見てはダメ！

　このステップは本来，モニター心電図の判読では必要のないものです．なぜかというと，モニター心電図は，12誘導のうちの1誘導しか表していないからです．

　特にST上昇や低下が問題になるのは，狭心症や心筋梗塞ですが，12誘導のうち一般的に使われているⅡ誘導を表すモニター心電図波形では，例えばV_3やV_4誘導のSTが上昇するような変化をとらえることはできないのです．かなり心電図に精通したナースなら，誘導を変えることによって心筋梗塞や狭心症をとらえることもできるかもしれませんが，初心者のナースでは判断を誤ることが確実です．

　モニター心電図ではST変化を見ない！見る時は12誘導心電図をとると思っていて下さい．ただし，将来12誘導を読めるようになるために，このステップを意識することは大変重要ですので，このステップ4も必ず覚えて下さい．

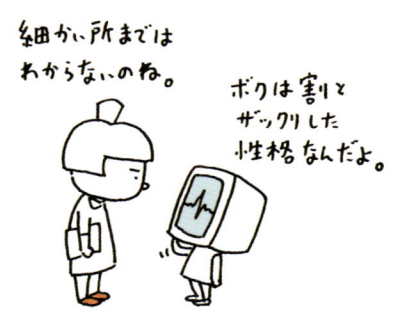

細かい所まではわからないのね．

ボクは割とザックリした性格なんだよ．

ST変化は見逃すと危険

　正常では基線の高さとSTは一致しているのですが，心疾患などによってSTが上昇したり，低下したりします（図15）．

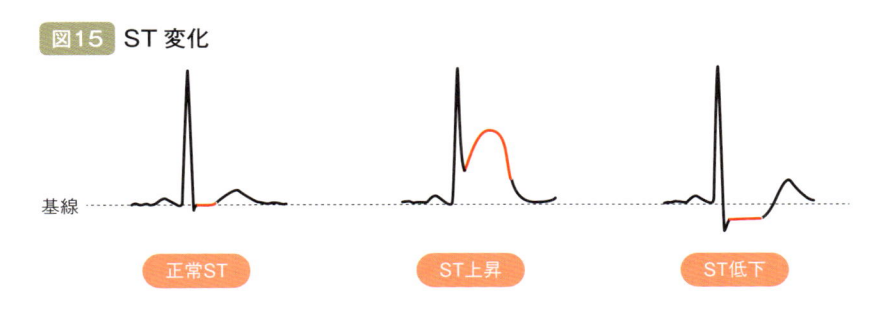

図15　ST変化

基線　　　正常ST　　　ST上昇　　　ST低下

レッスン2　4つのステップで瞬時に危険な心電図波形を見極める

　STの変化は心膜炎など特殊な場合もありますが，実際の臨床でナースが最も注意しなければならないのは心筋梗塞と狭心症です。これらは別の原因で入院した患者さんに起こる場合も多く（経験者も多いでしょう），決して見落としてはなりません。なぜって，判断が遅れれば命に関わることがあるからです。だから皆さん，STの変化に敏感なのかもしれませんね。よく以下のような間違い報告も耳にします。

臨床での失敗例

　モニター心電図で確認していましたが，特にST上昇などの異常は見られませんでした。しかし，患者さんが胸痛を訴えたため12誘導心電図をとってみると，胸部誘導（V_1〜V_6）でST上昇が見られました（図16）。この患者さんは心筋梗塞を起こしていたのです。

図16　心筋梗塞の12誘導心電図

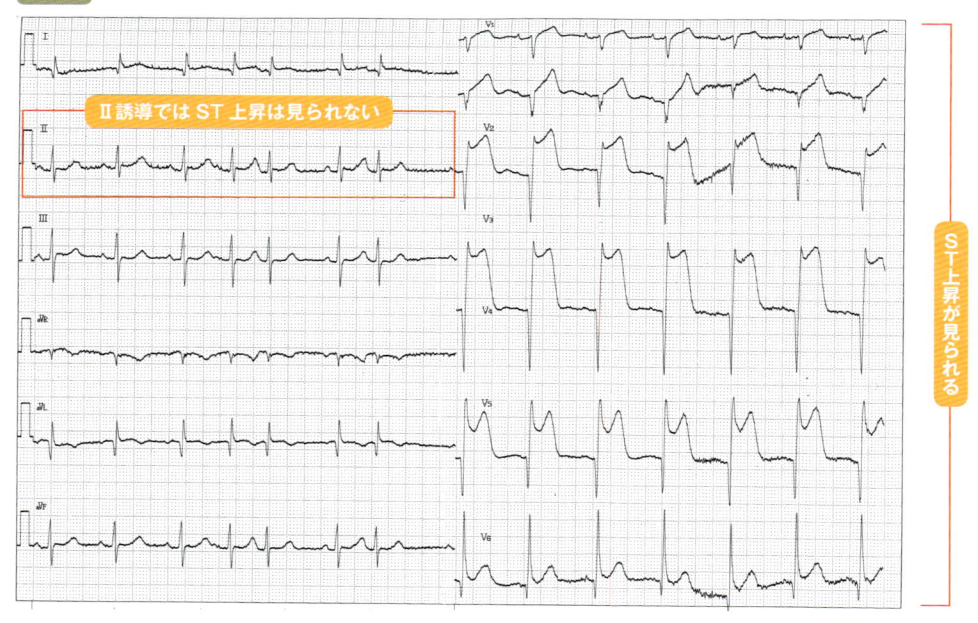

（Ⅱ誘導ではST上昇は見られない／ST上昇が見られる）

　なぜこのようなことが起こったのでしょうか。通常，モニター心電図で見ているのはⅡ誘導に近い波形のため，胸部誘導でST上昇があった場合は気付くことができません。そのために発見が遅れてしまったのです〔→詳しくは「特別レッスン1　12誘導心電図を有効に使おう」p.79〜参照〕。

　モニター心電図でST変化を見てはいけないんですね！

　特に胸痛症状がある時は，モニター心電図で何かを判断しようとするより，12誘導心電図をとりましょう。

column "R" がなくても QRS 波？

　心電図の波形は，基本的に「P-QRS-ST-T-U」と表されます。しかし，この形は個人差や疾患によって，また同じ人でも誘導によって，さまざまな形を呈します。そのため代表的な形状について，呼び名が決まっています。

　QRS 波については，最初の陰性波（下向きの波）を Q，陽性波（上向きの波）を R，2 番目以降に出現する陰性波を S と呼びます。R のない V 字型の陰性波だけの場合は，QS 型（QS パターン）と呼ばれます。これは陳旧性心筋梗塞でよく見られる波形です。

　また，見た目で小さければ小文字，大きければ大文字で表します。同じ名前の波が 2 度目に出現する時は，ダッシュを付けます。

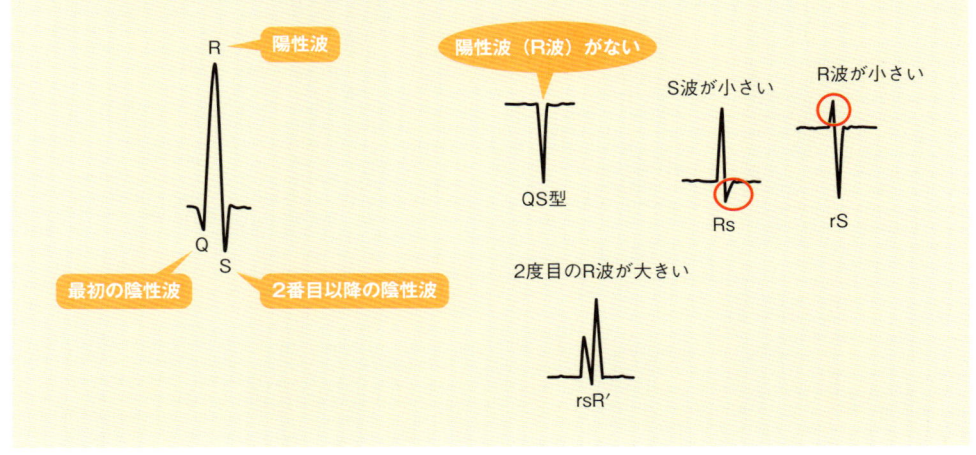

ステップ 4　ST 変化を見る　上昇か低下か

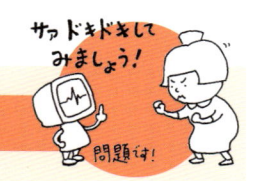

レッスン2　4つのステップで瞬時に危険な心電図波形を見極める

練習問題　▶▶ 答えと解説はp.50〜53

基本問題

この波形は不整脈でしょうか。不整脈であれば，どのような疾患が考えられますか。下記のステップに沿って考えてみましょう。

ステップ❶　リズム（RR間隔）はどうでしょうか？
ステップ❷　P波はありますか？あれば，形やリズムはどうでしょうか？
ステップ❸　QRS波の幅は広いですか，狭いですか？

問題 1

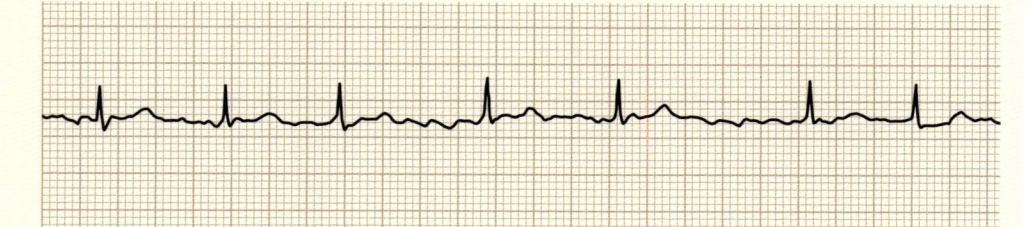

問題 2

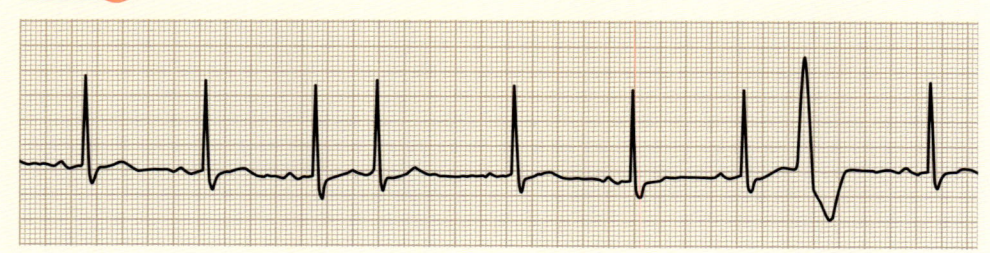

問題 3

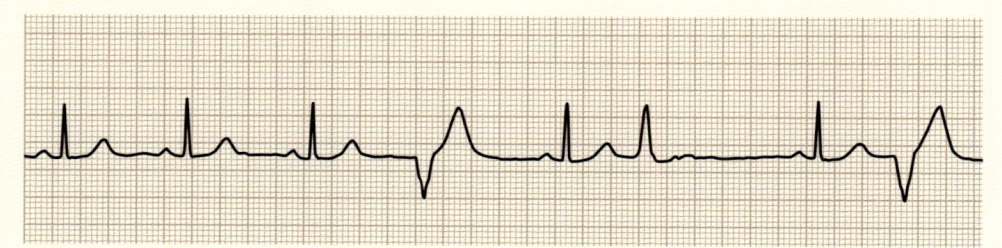

応用問題

ここから先の問題では，これまでのレッスンで説明をしていない疾患の波形も登場します。疾患については以降のレッスンで解説するので，答えられなくても大丈夫。

ここでは基本問題と同様に，問題の波形が不整脈かどうかを下記のステップに沿って考えてみましょう。

ステップ❶　リズム（RR間隔）はどうでしょうか？
ステップ❷　P波はありますか？ あれば，形やリズムはどうでしょうか？
ステップ❸　QRS波の幅は広いですか，狭いですか？

問題 1

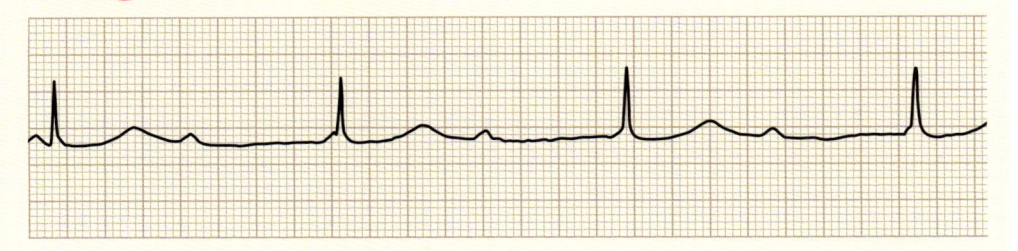

問題 2

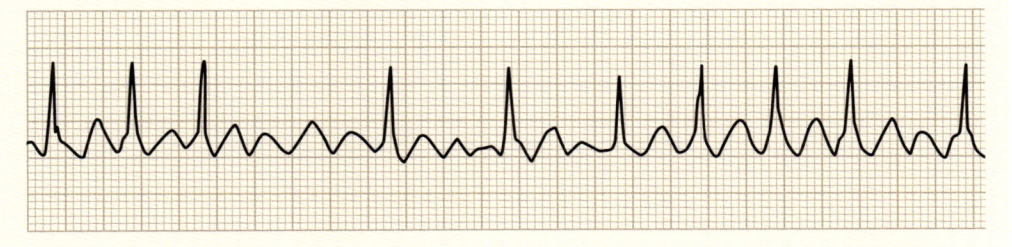

問題 3

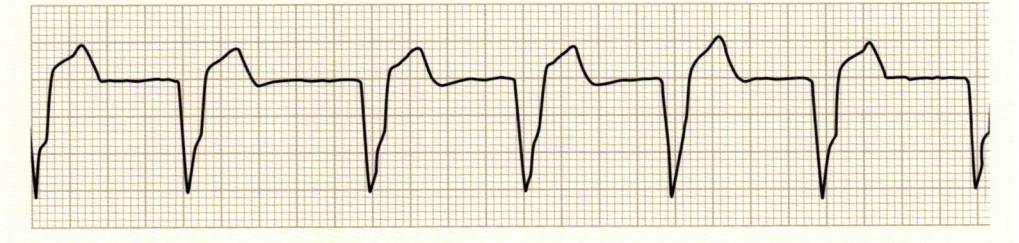

問題 4

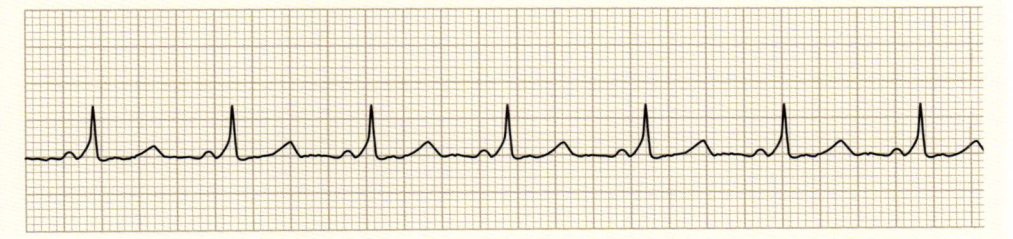

答えと解説

基本問題

問題 1

❶ **リズム（RR 間隔）**：まずはリズムから。RR 間隔を見るとどうでしょう？ どれもバラバラですよね。1 拍目と 2 拍目の間の RR 間隔は大きなマス目が 3 個分だから心拍数は 100 回／分くらいですが，3 拍目と 4 拍目の間隔は 75 回／分よりちょっと多いくらい，そして 5 拍目と 6 拍目の間隔は 60 回／分です。

❷ **P 波**：次に R 波の前に P 波があるかどうかを見てみると，どれが P 波かわかりません。これは基線が揺れているのですね。

❸ **QRS 幅**：2 メモリ以下ですから，正常です。

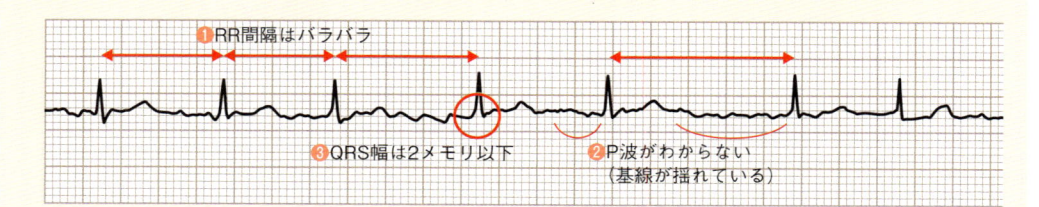

❶ RR 間隔はバラバラ
❸ QRS 幅は 2 メモリ以下
❷ P 波がわからない（基線が揺れている）

判定

答えは不整脈です。このように RR 間隔がバラバラで，P 波がなく基線が揺れているなら，心房細動（Af）とわかります。

問題 2

❶ **リズム（RR 間隔）**：3 拍目までの RR 間隔は一定ですが，3 拍目と 4 拍目の間に少し RR 間隔の短いところがあります。その後，また RR 間隔は一定になります。

❷ **P 波**：3 拍目までは QRS 波の前に P 波があります。しかし，4 拍目の前の P 波はほかのものと形が違いますね。

❸ **QRS 幅**：8 拍目に，QRS 波の形が違ったものが出てきていますね。そして，8 拍目の QRS 波以外はすべて小さなマス目 2 つ分の QRS 波ですが，8 拍目の R 波は幅が広いですよね。

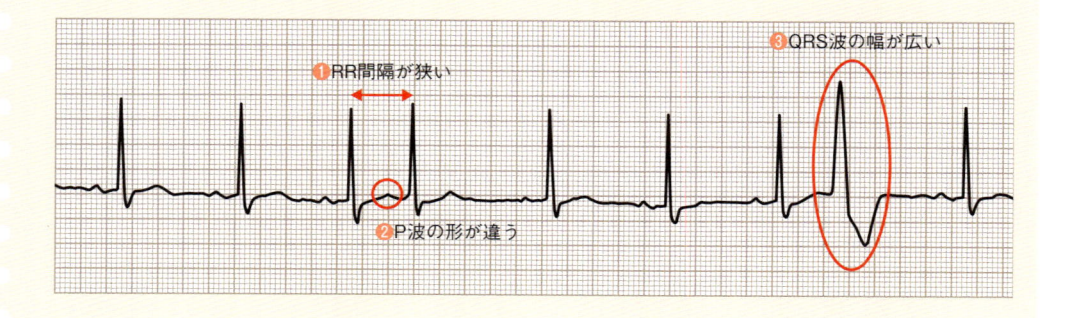

❶ RR 間隔が狭い
❷ P 波の形が違う
❸ QRS 波の幅が広い

> **判定**
> 答えは，不整脈。4拍目は心房性期外収縮（PAC），8拍目は心室性期外収縮（PVC）です。

問題 ③

❶ **リズム（RR間隔）**：3拍目まではRR間隔はほぼ一定で，心拍数は75回／分より少な目です。

❷ **P波**：3拍目までは，QRS波の前にP波があります。

❸ **QRS幅**：3拍目までは狭い波形なのに，4拍目に幅の広い，下向きのQRS波（QS波）が出現します。その後，先ほどと同じP-QRS波があり，その後ろに幅の広いQRS波（1つ前のQRS波と形が違う）が続きます。その後，大きなマス目で6個分の間隔があいたあとに，またP-QRS波，形の違うQRS波が続きます。

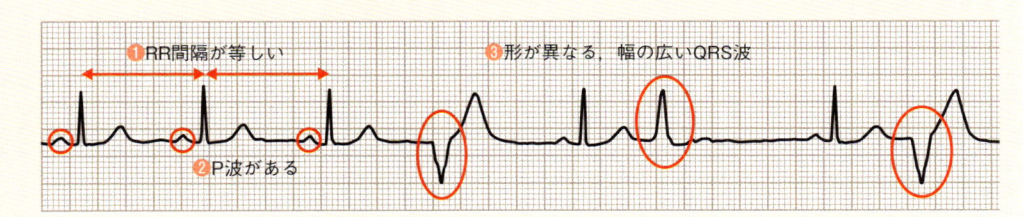

❶RR間隔が等しい　❸形が異なる，幅の広いQRS波
❷P波がある

> **判定**
> 幅が広く，正常と形の異なるQRS波は，心室性期外収縮（PVC）です。さまざまな形が見られることから，答えは多形性心室性期外収縮（多形性PVC）です。

答えを見れば
ナルホドーって思うんだけどネ。

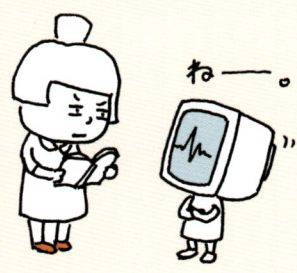

ねー。

応用問題

問題①

❶ **リズム（RR間隔）**：リズムは一定ですね。RR間隔は大きなマス目でいくつでしょうか？ 答えは約7個。心拍数は40台以下です。

❷ **P波**：R波の前にP波は…あるものとないものがあります。つまり，P：QRSがところどころ1対1ではありません。

❸ **QRS幅**：QRS波の幅は，すべて2メモリ以下です。

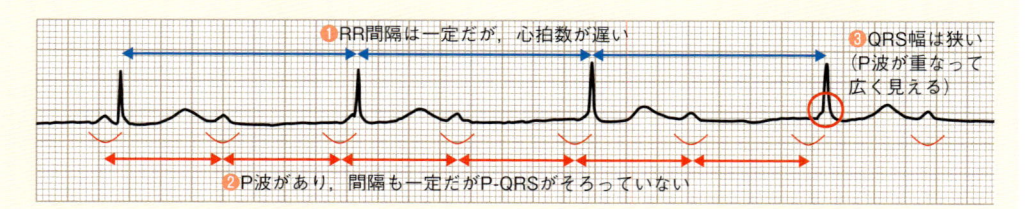

（心電図波形）
- ❶RR間隔は一定だが，心拍数が遅い
- ❸QRS幅は狭い（P波が重なって広く見える）
- ❷P波があり，間隔も一定だがP-QRSがそろっていない

判定

よく見るとP-P間隔は一定です。つまりPP間隔は一定でRR間隔も一定なのに，PP間隔とRR間隔は違っています。このことからも，今までにないおかしな波形ですし，心拍数も遅いですから，ドクターコールが必要と判断できますよね。実はこの不整脈，Ⅲ度房室ブロックといいます。詳細はこのあと，レッスン3で勉強します。

問題②

❶ **リズム（RR間隔）**：RR間隔を見てみましょう。どうですか？ バラバラですよね。この段階で不整脈と判断できます。

❷ **P波**：QRS波の前にP波があるでしょうか。"整脈"で習った波形と比べてみると，確かに何か前にありますが，P波とは似ていない"への字"のような波形が並んでいますよね。

❸ **QRS幅**：QRS波は狭いです。

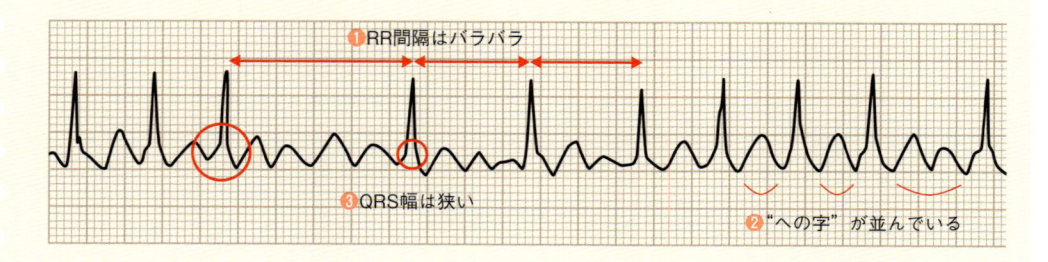

（心電図波形）
- ❶RR間隔はバラバラ
- ❸QRS幅は狭い
- ❷"への字"が並んでいる

> **判定**
> この波形は心房粗動（AF あるいは AFL）といいます。心房の中を電気がぐるぐる回って，時々刺激伝導系から左室に電気が伝わっている状態です。この心房の様子が，心電図上では"への字"のような波形として現れます。

心房と心室の連携がうまくいってないワケね。

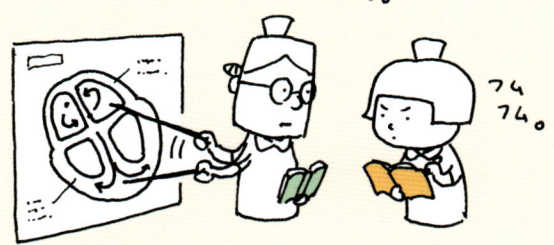

問題❸

❶ **リズム（RR 間隔）**：この場合は R がなく QS パターン（波が下向き）なので，その尖った部分の間隔を見てみましょう。一定ですね。

❷ **P 波**：P 波はありません。

❸ **QRS 幅**：この場合，QRS 波ではなく QS 波の幅ですが，3 メモリ以上です。

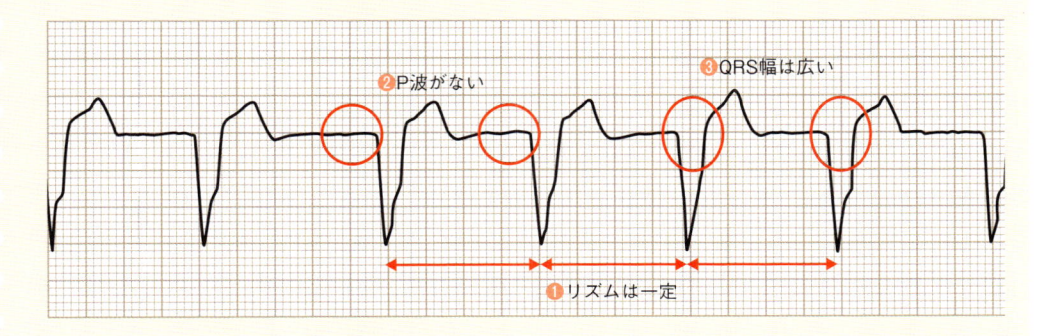

❷P波がない　❸QRS幅は広い
❶リズムは一定

> **判定**
>
> 　今まで知っている心電図だと，P 波がなくて RR 間隔が一定，QRS 幅が 3 メモリ以上ならば，心室頻拍（VT）と考えますね。
>
> 　でも，今まで見てきた VT と比べてみて下さい。RR 間隔はどうですか？ この波形の場合は，心拍数はおおよそ 80 回／分くらいかなとわかりますよね。今まで学んだ心室頻拍（VT）はもっと脈が速かったはず。では，これはいったい何でしょう？ 答えは slow VT，正式には頻脈性心室調律（AIVR）といいます。心拍数が 60〜120 回／分と，比較的遅い VT のことです。この波形は一般に良性であり，治療は不要です。
>
> 　患者さんに症状を聞いてみて下さい。特に息苦しいなどの訴えはないでしょう。
>
> 　このように，初めて見た波形でも，4 つのステップに沿って解析し，かつ実際に患者さんのところに足を運ぶと，初めて出合った波形でも緊急性があるのか，経過観察が可能なのかをある程度推測できると思います。いかがですか？

問題 ❹

❶ **リズム（RR 間隔）**：RR 間隔は一定しています。心拍数は，ほぼ 90 回／分ですね。
❷ **P 波**：QRS 波の前に P 波があります。P-QRS の順番も守られています
❸ **QRS 幅**：一瞬正常に見えますが，根元のところだけ広くなって 3 メモリ以上あります。あれあれ，おかしいですね。

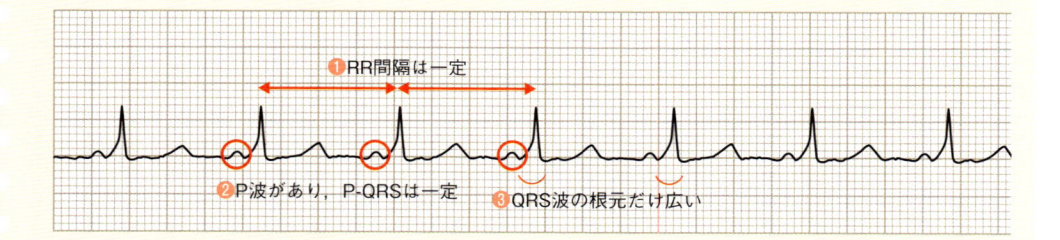

> **判定**
>
> 　QRS 波の形が少しおかしいけれど，脈はそれほど速くないし，患者さんも症状を訴えていない。だから大丈夫だろうと判断したとします。この答えは正解です。
>
> 　ただ，この波形には注意してほしいのです。これは WPW 症候群の波形で，不整脈が出なければまったく問題はありません。しかし，発作性心房細動（PAf）を合併した場合，普通の発作性心房細動とは違い，心拍数が 200 から 300 回／分にもなる頻脈（偽性心室頻拍）となり，すぐに危険な状態となります。
>
> 　「今は大丈夫だけど，もし頻脈になったらとても危険な状態になる」と常に頭に入れておくべき波形です。

レッスン3

危険な心電図波形を緊急度別に覚え，瞬時に対応する

レッスン3では，これまでのレッスンで学んできた危険な波形を中心に，緊急度別に知識を整理します。危険な波形は，超緊急事態から少しだけ余裕のある波形まで，さまざまです。

緊急度に応じた対応をしっかりと身に付けておけば，心電図のアラーム音が鳴るたびにドキドキしなくても大丈夫。気持ちに余裕をもって仕事ができるはずです。

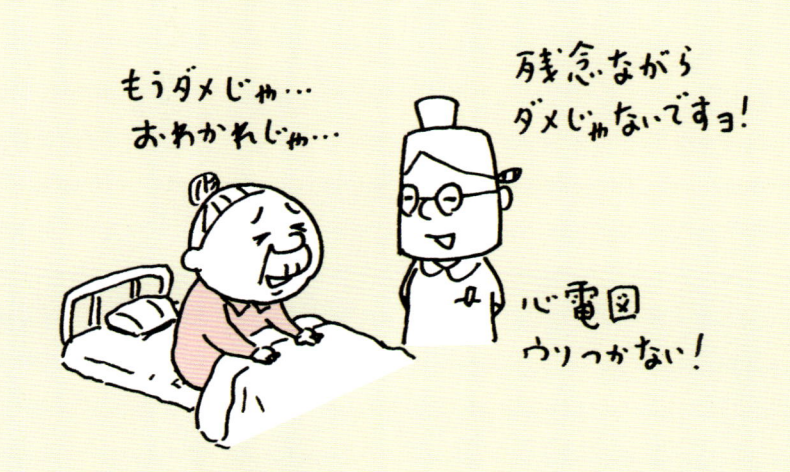

レッスン3　危険な心電図波形を緊急度別に覚え，瞬時に対応する

1 心電図波形を緊急度別に覚えよう

臨床で必要なのは，緊急度を見分ける力

　ナースステーションで仕事をしていると，モニター心電図のアラーム音が頻繁に聞こえてきます。多くの場合，患者さんが動いたり，電波がうまく飛んでこないなどの異常を拾って心電計が知らせてくれるのですが，いつもアラームが鳴っているのに慣れると「またか」と油断し，波形のチェックを怠りがちになります。これはとても危険なことです。実は，そんななかに「これは緊急事態！」という波形が含まれていることがあるからです。

　でも，アラームを聞いただけで不安でたまらず，ずっと張り詰めて仕事をしていたら身体がもちませんよね。どうすれば気持ちに余裕をもって仕事ができるでしょうか？一番の方法は，正しい知識と対応をしっかり覚えること。モニター心電図でいうと，どの波形が一番危険で，次はどれでというように，緊急度順に心電図を整理して覚えることです。

　このレッスンでは，心電図波形を危険度の高いほうからレベル3〜1の3段階に分けて説明していきます。ここで，それぞれの段階に含まれる波形を整理しておきましょう。

● 心電図波形の緊急度

- **レベル3** 超緊急事態の心電図 ➡ 見たらすぐに駆けつけ，BLS（一次救命処置）をしなければいけないもの：①心停止，②心室細動（Vf），③無脈性心室頻拍（pulseless VT）
- **レベル2** 緊急事態の心電図 ➡ 医師にすぐに知らせて対応を講じておく必要のあるもの。放置すると，"レベル3"の波形に変化する可能性が高い波形：① R on T，②ショートラン，③多形性心室性期外収縮（多形性PVC）
- **レベル1** 準緊急事態の心電図 ➡ 少し考える時間はあるが，医師に知らせておく必要のあるもの。このままだと数時間後に心不全になり，"レベル3"の波形に移行する可能性があるもの：①発作性上室性頻拍（PSVT），②頻脈性心房細動＝AF tachycardia（発作性心房細動や慢性心房細動で頻脈になったもの），③2：1心房粗動（2：1フラッター）

レベル3〜1について順番に解説したあと，最後に"一時ペーシングが必要な心電図"についても解説します。ここに含まれるのは，ペースメーカーによって人工的に心拍数を保つ必要のある徐脈性不整脈です。ペースメーカーという機械を使う特殊性から別枠で説明しますが，"レベル2"と同等に緊急度が高いものです。まとめて頭に入れておいて下さい。

🧑 心電図の危険度を波形パターンから瞬時に見極められるようになれば，かなり気が楽になりそう。備えあれば憂いなし，ね。

👩‍⚕️ その通り。今回のレッスン3では，臨床でこの緊急度の判断ができるよう，危険度別にモニター心電図を勉強します。あと少し，一緒にがんばりましょう。

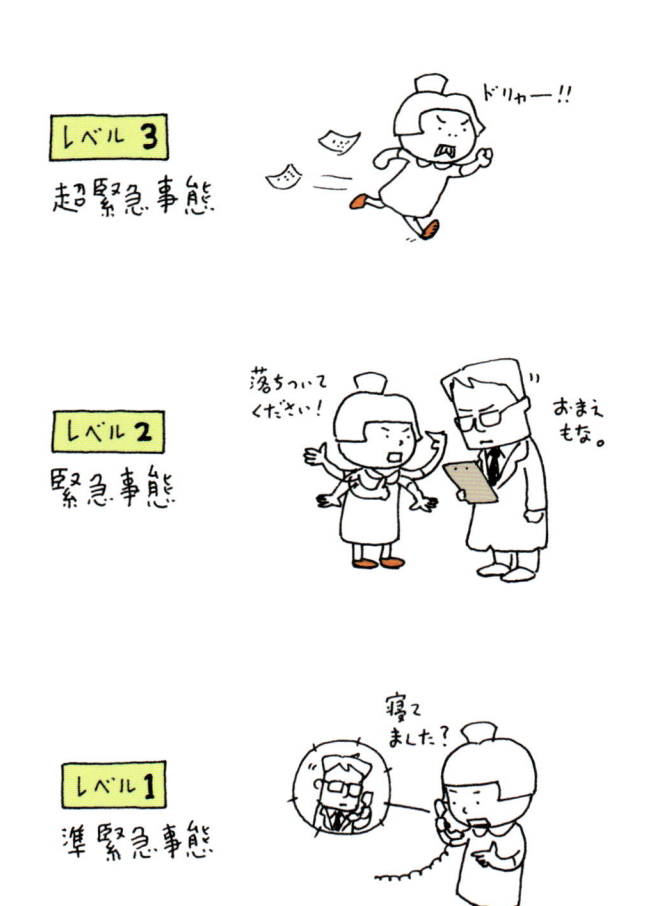

レベル3　超緊急事態　ドリャー!!

レベル2　緊急事態　落ちついてください！　おまえもな。

レベル1　準緊急事態　寝てました？

レッスン3　危険な心電図波形を緊急度別に覚え，瞬時に対応する

2 レベル3 超緊急事態の心電図
①心停止，②心室細動（Vf），③無脈性心室頻拍（pulseless VT）

　まずは，この3つをしっかり覚えましょう。見た瞬間に患者さんのところに急いで走り，患者さんの状態を確認後，すぐにBLS（一次救命処置）を始める必要がある波形です。

① 心停止

図1 心停止の心電図①

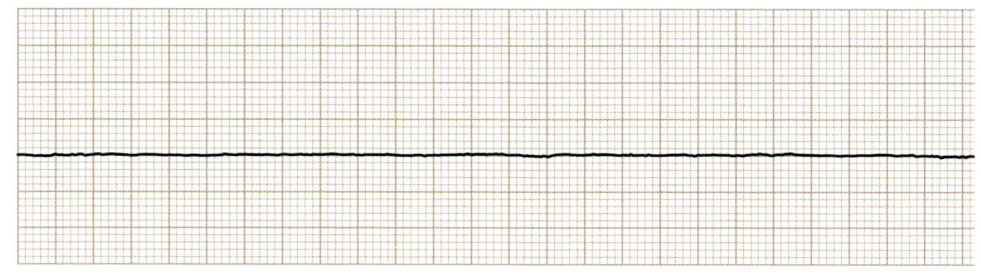

図2 心停止の心電図②

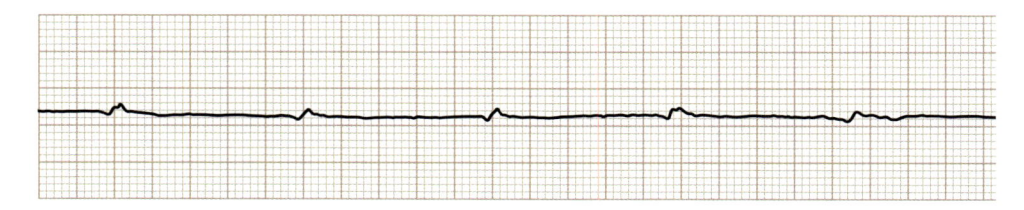

　図1の心電図は，心臓が完全に止まった状態です。よく見ると一直線ではなく，何となく手で書いたように微妙に揺らぎがありますよね。
　図2は図1と違い，P波が規則正しく出ていますね。これも心停止です。洞房結節からの信号が心房に伝わってはいますが，そこから先，つまり心室に電気信号が伝わっていないため，左室が収縮しておらず血液が心臓から駆出できない状態です。

🧑‍⚕️ 心静止という言葉も聞いたことがあるけれど，心停止とは違うの？

👩‍⚕️ "心静止"は，完全に心臓からの電気信号が止まった状態。当然，心電図はまったく平坦になります。"心停止"とは，何らかの原因で心臓が血液を送り出せなくなった状態を指します。

🧑 図1は心静止，図2は心停止の心電図なのね！

👩 このあと出てくる心室細動（Vf）や無脈性心室頻拍（pulseless VT）も，大枠でいえば心停止なんですよ。

② 心室細動（Vf）

図3 心室細動（Vf）の心電図①

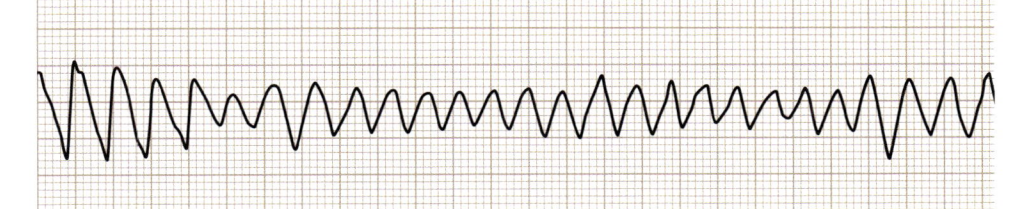

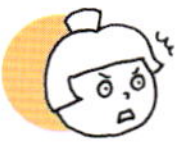

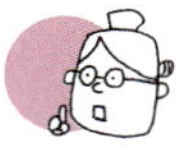

図4 心室細動（Vf）の心電図②

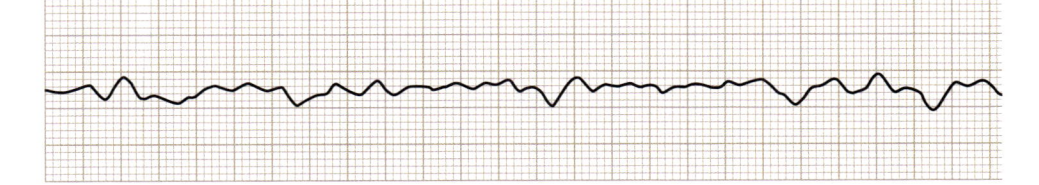

　心室細動（Vf）は，心室がきちんと収縮せず心筋が震えている状態なので，大動脈弁から血液を駆出できていません。

　同じ心室細動（Vf）でも，図3と図4ではまったく同じではないけど，その特徴が同じであることは一目瞭然ですね。

③ 無脈性心室頻拍（pulseless VT）

図5 心室頻拍（VT）の心電図

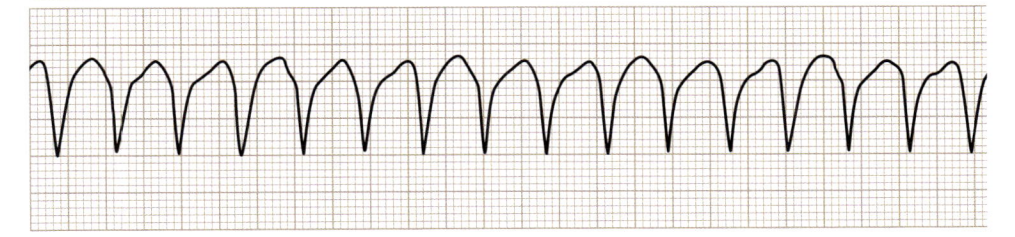

　心室頻拍（VT）は，心室性期外収縮（PVC）が連続して起こった状態で，起こり始めた頃は，ある程度心臓から血液が駆出されています。しかしこの状態が長く続くと，

心電図波形上，心臓は動いているように見えても，実際は左室から血液が駆出できない状態へと変化し，脈が触れなくなります。この状態は無脈性心室頻拍（pulseless VT）といって，BLS（一次救命処置）が必要です。

これら3つの波形を見つけたら，すぐに駆けつけABC（気道，呼吸，循環）を確認したあと，心臓マッサージを開始しながら医師や周りのナースを呼んで，AEDをすぐに装着することになります。

"蘇生のABC"ね。Aは気道確保（airway），Bは人工呼吸（breathing），Cは循環（circulation）って習ったわ。

2010年に改訂された「心肺蘇生と救急心血管治療のためのガイドライン」（AHA）では，A-B-Cから，C-A-Bに手順が変更されました。まず脳への血液循環を確保するために，胸骨圧迫（心臓マッサージ）による蘇生を始めることが推奨されているのよ。

column 基線は本当にまっすぐか？

テレビドラマで，人が亡くなった途端にモニター心電図の基線が一直線になるのに違和感をもったことはありませんか。

心電図の縦軸は電圧なので，理論上心臓からの電気信号がなくなれば，P波やQRS波も出ないので電圧は0となり，基線は機械的に一直線になるはずです。しかし実際には，亡くなられた直後のモニター心電図の基線は，少し揺らいだ感じがありますよね。それから時間がたつと少しずつ，定規で線を引いたようにまっすぐになっていきます。これは当初心臓からの電気信号が途絶えても，身体の中で起こっているさまざまな電気信号を拾っているからです。

生きている時ならなおさらです。筋肉や呼吸などさまざまな要素が加味され，基線は常に揺らいでいます。だから定規で線を引いたようにまっすぐな線にはならず，フリーハンドで書いた線のようになるのです。

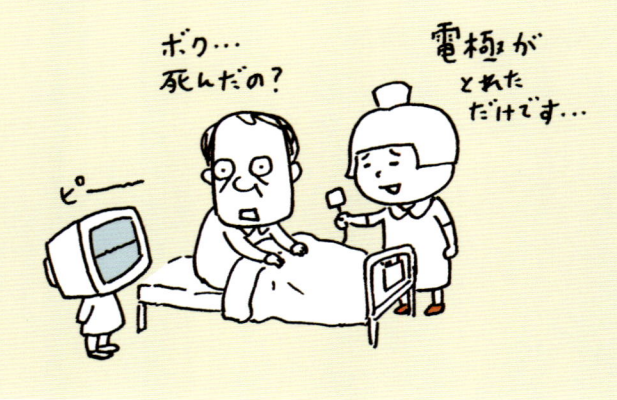

レッスン3 危険な心電図波形を緊急度別に覚え，瞬時に対応する

3 【レベル2】緊急事態の心電図
①R on T，②ショートラン，③多形性心室性期外収縮（多形性PVC）

次は，生命に危険な不整脈に変わる可能性が高い，つまり放置すると心室細動（Vf）や心室頻拍（VT）に変化する可能性の高い心電図を覚えます。

そのほか，一時ペーシングが必要な心電図波形〔→p.68参照〕も緊急事態目前の心電図波形ですが，それはあとでお話しますので，まずはこの3つを覚えて下さい。

① R on T

図6 R on T から心室細動（Vf）に移行した心電図

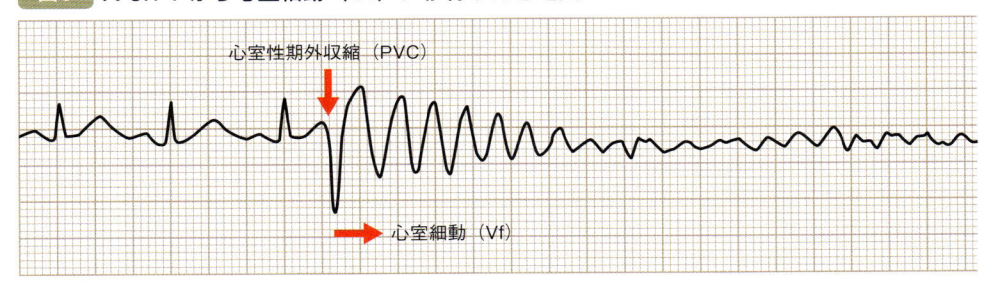

（心室性期外収縮（PVC） / 心室細動（Vf））

R on T とは，心室性期外収縮（PVC）が先行するT波の頂点付近に発生したもので，心室細動（Vf）や心室頻拍（VT）に移行する危険性の高い不整脈です。

その診断基準は一定ではないので，あまり難しく考えず，「T波の頂点のあたりで心室性期外収縮（PVC）が起こることを心電図上 R on T と呼ぶ」と覚えておきましょう。この波形をじっくり見ると，言葉通りT波の頂点付近で心室性期外収縮（PVC）が起こり，その後，心室細動（Vf）になっているのがわかります（図7）。

図7 T波の頂点付近で起こった心室性期外収縮（PVC）

（T波の頂点 / 心室性期外収縮（PVC） / 心室細動（Vf））

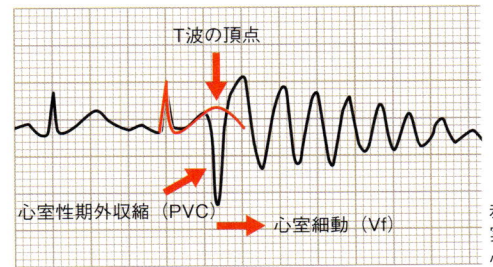

赤線は心室性期外収縮（PVC）が出なかった場合の波形。
実際には心室性期外収縮（PVC）が出たあと，
心室細動（Vf）に移行している。

> **絶対不応期と相対不応期**
>
> 　心筋は脱分極をしたあと再分極をします*。この再分極の際には、ほかからどんな刺激が来ても心筋がまったく反応しない時期（絶対不応期）と、心筋の一部だけがある一定以上の刺激に反応してしまう相対不応期があります。
> 　この相対不応期にあたるT波の頂点付近（受攻期）で一定以上の刺激を受けると心筋が反応してしまい、心室細動（Vf）や心室頻拍（VT）を誘発してしまうのです。 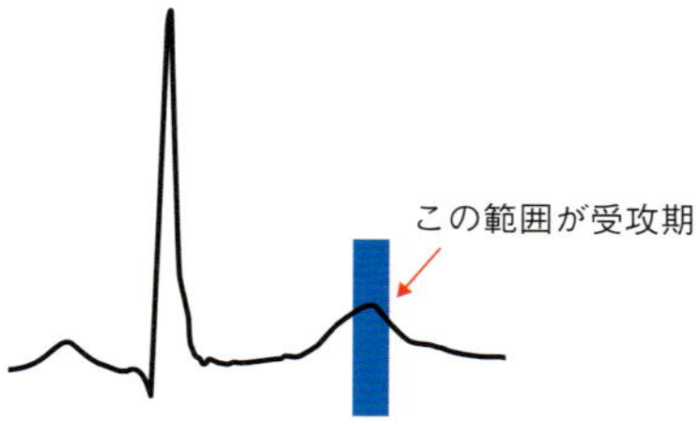 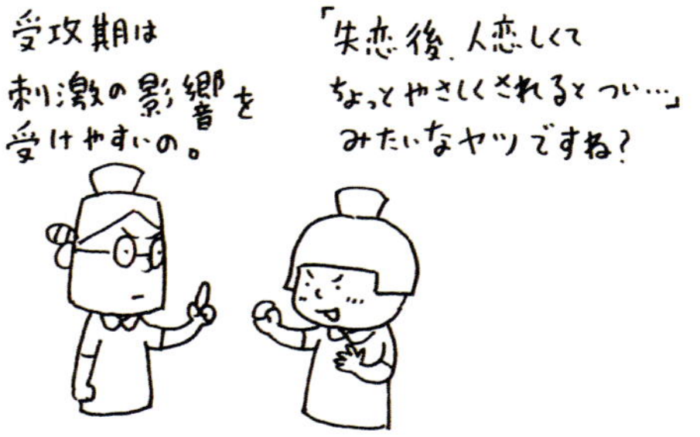
>
> （この範囲が受攻期）
>
> 受攻期は刺激の影響を受けやすいの。
>
> 「失恋後、人恋しくなって、やさしくされるとつい…」みたいなヤツですね？
>
> ＊細胞内の電位が高く上がることで心筋は収縮し（脱分極）、電位が下がると心筋は元に戻る（再分極）。

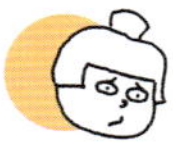

🧑 R on T の波形の特徴はわかったけれど、実際にモニターで判断できるかな…。

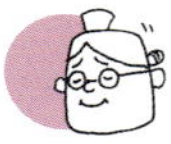

👵 判断は少し難しいかもしれないわね。T波の頂点付近にQRS幅が3メモリ以上の心室性期外収縮（PVC）が出現した際、自信がなければ医師に連絡して判断してもらったほうがいいわよ。

② ショートラン

図8 ショートランの心電図

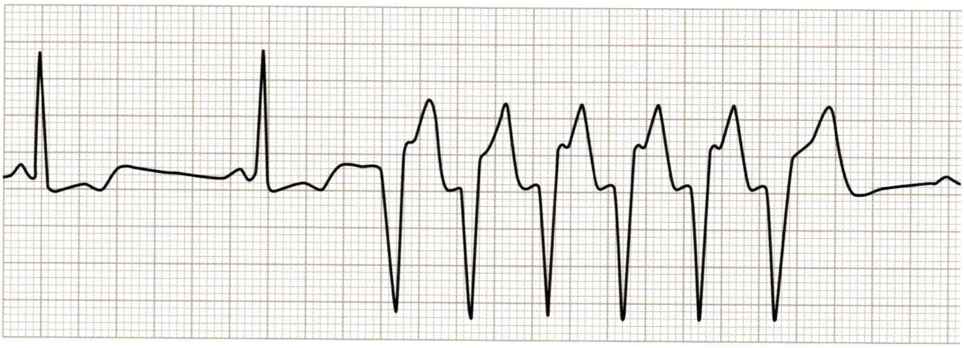

　心室性期外収縮（PVC）が3連発以上連続で発生した場合をショートランといいます（教科書によっては6連発以上と記載されているものもあります）。

③ 多形性心室性期外収縮（多形性PVC）

図9 多形性心室性期外収縮（多形性PVC）の心電図

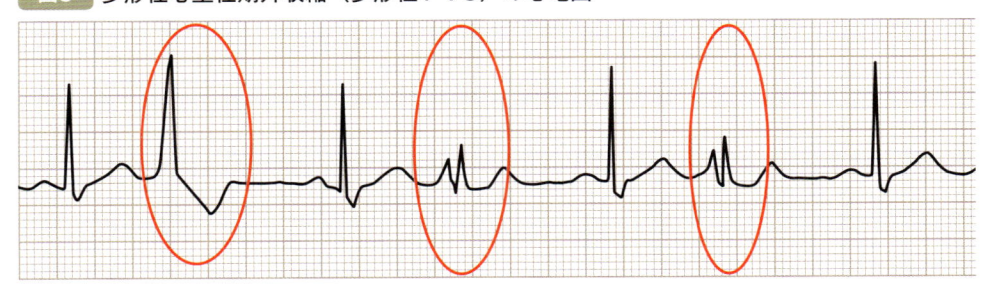

　図9の心電図の判断は難しいかもしれませんね。先に挙げたショートランの波形を見て下さい。心室性期外収縮（PVC）の波形は，同じ形の連続ですよね。これは，左心室のある一か所から異常刺激が発生していることを示しています。

　しかし，今回の心電図はどうでしょうか？2拍目の心室性期外収縮（PVC）と，4拍目および6拍目のM型になっている心室性期外収縮（PVC）は形が違いますよね。つまり，左室の別々のところから異常な波形が出ているのです。これも放置しておくと"超緊急事態"の心電図に変わる可能性があるので，よく覚えておいて下さい。2種類以上の違った形の心室性期外収縮（PVC）があると危険です！〔→危険度については，p.78 column 参照〕

心室性期外収縮（PVC），違う形はなぜ危険？

　公園で子どもを遊ばせているところを想像して下さい。子どもが1人，池に落ちそうになっているとします。だめでしょと叱って，その後おとなしくなればよいのですが，何度注意しても池に近づいて危険なことをする子なら大変ですよね。ショートランはこんな状態です。同じ心室性期外収縮（PVC）が，何度も連続して出てくるのです。

　多形性心室性期外収縮（多形性PVC）の場合は，もっと大変です。いうことを聞かない子どもが2人，あるいは3人いるのです。彼らの面倒を同時にみるとなると，1人は池に落ちそうになり，もう1人は勝手にジャングルジムに登って落ちそうになり…と大忙しです。

　これはいわば，形の違う，幅の広い波形（違う場所から出ているから形が違ってくる）が出ている状態。危険だなぁって想像がつきますよね。

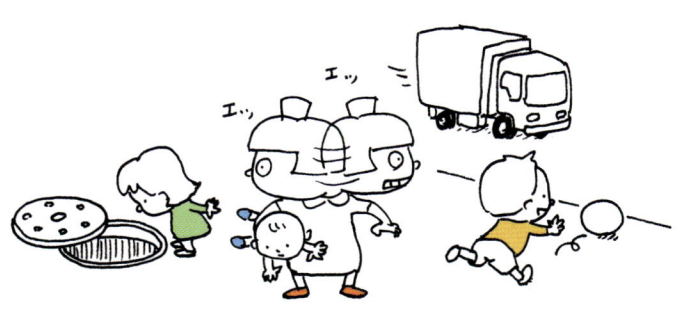

レッスン3　危険な心電図波形を緊急度別に覚え，瞬時に対応する

4 レベル1 準緊急事態の心電図

①発作性上室性頻拍（PSVT），②頻脈性心房細動（AF tachycardia），③2：1心房粗動（2:1 フラッター）

　ここで挙げる波形は，そのまま数時間何もせずに放置しておくと心不全になり，心不全になると新たな不整脈が発生するようになり，その結果，心室細動（Vf）などの"超緊急事態"の波形になる可能性があるものです。

心不全の起こるメカニズム

　波形を見ていく前に，頻脈から心不全が起こるメカニズムを確認しておきましょう。

❶ 心臓に栄養や酸素を送る血管（冠動脈）は，拡張期に血流が灌流します。

❷ 脈が速くなると，収縮にかかる時間はほとんど変わらないのに，拡張時間は確実に少なくなります。すると，冠動脈を流れる血液量が減ります。その結果，心筋に送られる酸素や栄養が減り心筋は段々弱っていきます。➡収縮力は低下し，心拍出量が減少します。

❸ 心拍出量が減少する分，最初は心拍数を増やし代償することで何とかなりますが，実際は回数増加で100％カバーできないため，徐々に心臓に酸素と栄養が十分供給できなくなります。➡心臓がだんだん弱ってきます。つまり，心不全になります。

❹ 心不全になると心拍出量が減少し，いっそう冠動脈血流量が減り，心筋への酸素の供給も減るという悪循環に陥ります。

　ここまでくると，いつ"超緊急事態"や"準緊急事態"の波形が出てもおかしくありません。そうなる前に早めの治療が必要です。

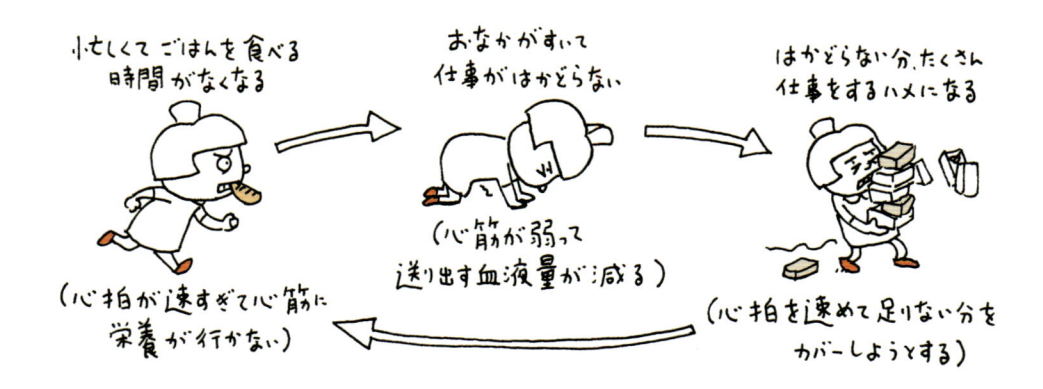

① 発作性上室性頻拍（PSVT）

図10 発作性上室性頻拍（PSVT）の心電図

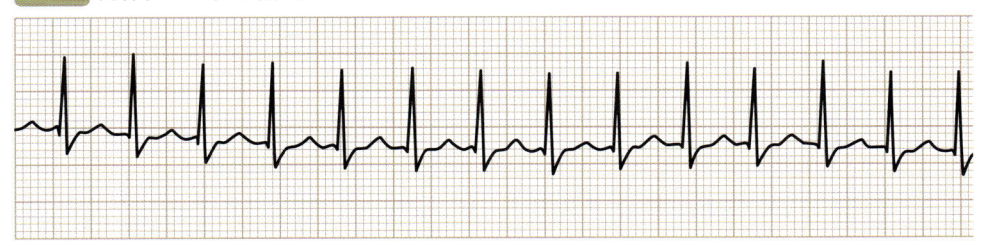

　発作性上室性頻拍（PSVT）は，心電図を見るとQRS幅が狭いですよね。P波が見えてもよいのでしょうが，心拍が速いため，また，その発症機序から，P波がQRS波に重なってわからないことも多いのです。

　実際にモニター心電図だけでは，"P波もあってQRS幅も狭くて心拍も速い"洞性頻脈との区別が難しいかもしれません。でも安心して下さい。鑑別は可能です。

　鑑別のヒントは"臨床経過"です。ポイントをおさえておきましょう。

> ● 発作性上室性頻拍（PSVT）と洞性頻脈，鑑別のヒント
> 心拍数が140回／分以上　＋　突然起こる＝発作性上室性頻拍（PSVT）
> 心拍が徐々に速くなる　＋　最大でも140回／分くらいまで＝洞性頻脈

　つまり，P波があり，QRS幅も狭いという前提で，"突然"起こって，心拍数が140回／分以上なら発作性上室性頻拍（PSVT），一方"徐々に"心拍が速くなり（つまり前日くらいから少しずつ心拍が速くなっているなど），かつ心拍数が140回／分くらいまでならば洞性頻脈です。

　もし心拍数が140回／分近くあり速くて，どちらか判断できないとしても，この場合は早めに医師を呼びましょう。頻脈の原因は，出血や心不全，発熱などいろいろあるのですから。

② 頻脈性心房細動（AF tachycardia）

　頻脈性心房細動とは，心房細動で心拍が速くなったもの，例えば慢性心房細動で頻脈なものや発作性心房細動（PAf）です。医師が，「ちょっと，タキってきたなあ」などと言うのを聞いたことはありませんか。この"タキる"という言葉，tachycardia（タキカルディア）の略語，つまり頻脈傾向になっていることを意味します。

　慢性心房細動がベースにあり，すでに頻脈傾向があるなら，入院時点でかかりつけ医からジギタリス製剤やワソラン®，βブロッカーなどの頻脈をコントロールする薬を処方されていることがほとんどです。ここでは入院後に起こった発作性心房細動（PAf）

や，何かの原因で慢性心房細動が頻脈傾向になった場合について考えてみましょう。

図11 発作性心房細動（Paf）の心電図

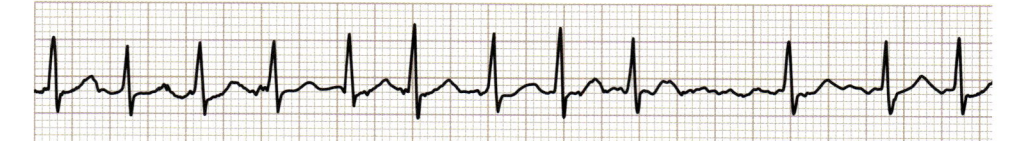

QRS幅は狭いですが，RR間隔がバラバラで，基線が小刻みに揺れている（f波）のが心房細動（Af）の心電図の特徴でしたね〔→p.29参照〕。

発作性心房細動（Paf）の場合，48時間以内に発作を正常に戻すことができれば，多くの場合問題ないので，早めに医師に連絡しましょう。

入院時には問題なくても入院後から徐々に心拍が速くなっていた場合も含め，頻脈発作が長時間にわたると，だんだん心不全になってきます。

③ 2：1心房粗動（2：1フラッター）

図12 心房粗動（AF）の心電図

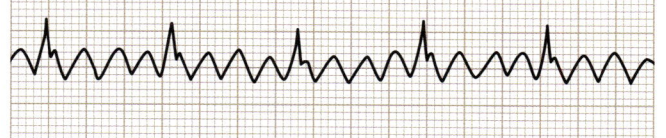

4：1フラッター
心拍出量は保たれている

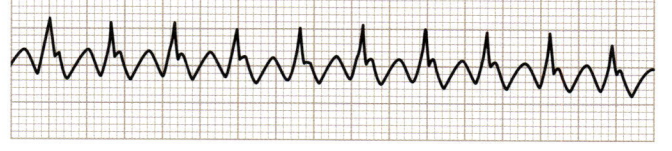

2：1フラッター
何とか心拍出量は保たれているが，このままだと心不全になってしまう

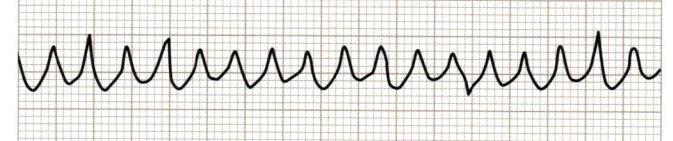

1：1フラッター
血液を溜め込むことができないため，血液を拍出できない！
⇒超緊急事態の不整脈

基線が大きな"へ"の字型になり，教科書的には"のこぎりの歯様"と表現されるのが心房粗動（AF）です。心房内を電気が回旋し，何周期かに1回，心室に電気信号が伝わります〔→p.53参照〕。

多くの場合，3回から4回に1度の割合が多いのですが，時々2回に1回，つまり2：1フラッターになることがあります。2：1フラッターのままでも心拍数が150回／分

くらいになり，このまま放置しておくと心不全になるので，早めに対応するべきです。
　一番怖いのは，1：1に変化した時。この場合は著明な頻脈となり（心拍数が250から300回／分），超緊急事態の不整脈となります。急いでDCショックをかけないといけません。

🧑‍🦱 心拍数が140回／分以上で，QRS幅が狭い頻脈が発生したら，2：1フラッターを疑ったほうがいいのかなあ。

👵 2：1フラッターは，臨床ではあまり遭遇しないの。でも，臨床では最も危険な場合を想定して対応しないといけないから，その可能性を考えるセンスは必要よ。次に疑うのは発作性上室頻拍（PSVT）ね。突然に起こるのがポイントよ。

心臓がすごい勢いで「空回り」しちゃう訳ね。

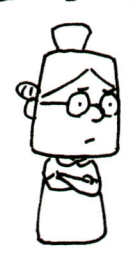

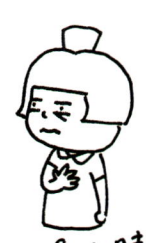

テンパッた時の私みたいですね…

column　心房の震えは最初大きく，やがて小さく

　心房細動（Af）の場合，つい最近発症した人と，発症してから長い年月がたった人で，基線の揺れの大きさが違います。発症したばかりの場合は，基線がかなり揺れます。心房の震え方が大きいのでしょう。

　しかし，発生してから何年もたつと心房の揺れが小刻みになり，基線の変動が小さくなってきます。手術中に心房細動を起こしている心臓を見たことがありますが，本当に心臓の表面がプルプルと揺れている，震えているという感じでした。
　レッスン2の図8〔→p.40〕と図9〔→p.41〕の心電図を比較してみて下さい。図8は発症から時間がたった波形，図9は発症からすぐの波形です。

あ！胸がふるえてる！…心房細動?!

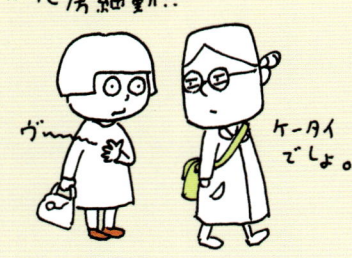

ヴ〜ン　ケータイでしょ。

レッスン3　危険な心電図波形を緊急度別に覚え，瞬時に対応する

5　一時ペーシングが必要な心電図

1）洞不全症候群　①洞性徐脈，②洞房ブロック（洞停止を含む），③徐脈頻脈症候群
2）房室ブロック　①モービッツⅡ型，②高度房室ブロック，③Ⅲ度房室ブロック

　基本的に，一時ペーシングが必要（ペースメーカー適応）と判断される場合は緊急事態です。すぐに一時ペーシングをするか，心拍数を増やす薬剤投与を開始しなければなりません。ペースメーカーという機械を使う特殊性から，これまでの"超緊急"や"準緊急"に分類せず，あえて別枠で解説します。
　また，これまでのモニター心電図波形の分類はすべて心拍が速くなりすぎることが問題でしたが，ここで扱うのは，心拍が遅くなりすぎて人工的に心拍数を保つ必要がある波形です。ぜひ覚えておいて下さい。

ペースメーカーが必要な理由

　根本的な問題として，なぜペースメーカーを入れる必要があるのでしょうか。
　答えは，徐脈性不整脈（洞房結節の異常で起こる洞不全症候群と，房室結節の異常で起こる房室ブロック）になると，心拍出量が減少して日常の動作が活発にできなくなったり，ひいては心不全を起こしてしまうからです。あるいは3秒以上の心停止を起こすと，脳への血液循環が不充分となり，アダムス・ストークス発作（失神発作）を起こし，死の危険も迫ってきます。また，徐脈になると心室性不整脈が発現しやすくなり，同時にQT延長からトルサード・ド・ポアン〔→p.8参照〕も出現しやすくなります。
　つまり，心拍数の病的な減少によって血液循環不全の症状が出たり，重篤な不整脈が出現する前に，人工的に心筋に電気刺激を規則的に与えて心筋を収縮させ，心拍数を保とうとする治療法がペースメーカーなのです。
　ペースメーカーが必要となる不整脈（徐脈性不整脈）を確認しておきましょう。

●ペースメーカーが必要となる不整脈

1）洞不全症候群（sick sinus syndrome，SSS）
　①洞性徐脈：原因不明で心拍数が50回／分以下の持続性徐脈を呈するもの
　②洞房ブロック（洞停止を含む）：洞房ブロックとは先行のPP間隔が前のPP間隔の整数倍になるもの。一方，洞停止とは先行のPP間隔とは無関係にPP間隔の延長を認めるもの
　③徐脈頻脈症候群：①または②の徐脈性不整脈を示すと同時に，上室性の頻脈性不整脈（ほとんどが心房細動）を合併する場合をいう。
2）房室ブロック
①モービッツⅡ型

② 高度房室ブロック
③ Ⅲ度房室ブロック

　もちろん，ペースメーカー適応の判断には臨床症状も関わってきます。上記の疾患に当てはまる可能性があり，失神などの臨床症状があればペースメーカー適応です。
　例えば頻脈性不整脈があり，薬で対応したとします。脈がちょうどよいくらい遅くなればよいのですが，遅くなりすぎる場合，失神などを起こす危険性があります。このように薬によるコントロールが難しい場合，脈が遅くなりすぎないように（脈拍を保証するために：これをバックアップペーシングという）ペースメーカーを入れて投薬治療を行います。

🗣 ペースメーカーを入れるかどうかは，入院する時に医師が判断しているんじゃないの？

🗣 でも入院後，深夜に脈がおかしくなってしまうこともあるでしょう。それに，今は脈が正常でも，「今後，脈が遅くなるよ」と知らせてくれるパターンの波形もあります。それらの波形を見逃さないことが，臨床では大切なのよ。

1）洞不全症候群　① 洞性徐脈

　まずは洞性徐脈を見てみましょう。今までに習った方法〔→ p.20 参照〕で，おおよそ心拍数はいくつになりますか？

図13　洞性徐脈の心電図

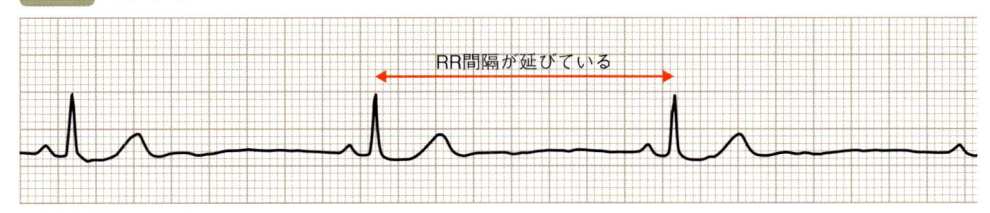

（RR間隔が延びている）

　心拍数は40回／分以下ですね。「300-150-100…」というように数えてもいいし，大きなマス目がRR間隔の中におよそ8個あるので，300÷8≒38でも結構です。この程度なら脈は2秒も延びていないので問題ないことも多いですが，心不全になったり，失神症状が出ればペースメーカー適応となります。

🗣 「300-150…」を忘れても，「300÷大きなマス目の数」で心拍数がわかるのね！

🗣 その方法は，R波が大きなマス目の線上にないと少し不正確です。より正確には，RR間隔の小さなマス目を数えて，「1500÷小さなマス目の数」で計算できます。

1）洞不全症候群 ② 洞房ブロック（洞停止を含む）

図14 洞房ブロックの心電図

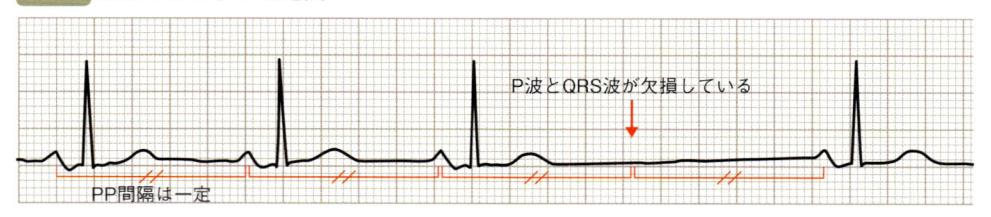

P波とQRS波が欠損している

PP間隔は一定

　3拍目と4拍目の間が延びていますね。PP間隔が先行する洞周期（PP間隔が一定なこと）の約2倍であり，本来なら矢印の位置にP波とQRS波があるはずなのに，洞房ブロックか洞停止が起こりP波が出現しなかったのですね。だからQRS波も発生しないのです。

　もし，RR間隔が3秒以上なら失神していた可能性もあり，ペースメーカーを一時的に植え込む必要があると判断できます。

1）洞不全症候群 ③ 徐脈頻脈症候群

　多くは心房細動（Af）のあとに，急に脈が延びてしまう疾患です。詳しい説明は省きますが，このような波形を見たら早めにドクターコールしたほうがいいということと，「徐脈頻脈症候群」というものがある，ということは覚えておきましょう。

図15 徐脈頻脈症候群の心電図

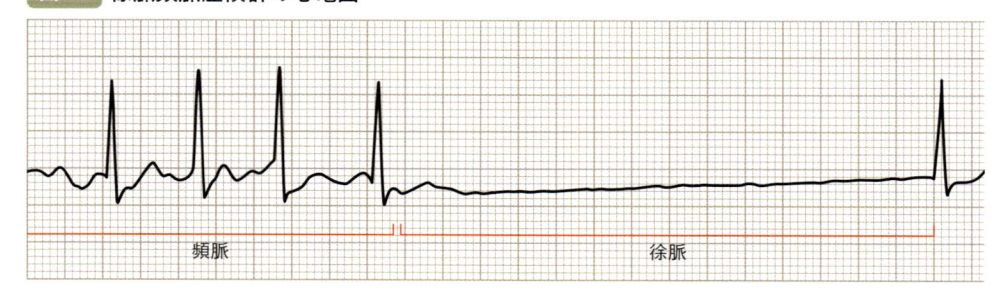

頻脈　　徐脈

> あまり心配のないものから命に関わるものまで，不整脈にもさまざまな種類があるのね。

> 不整脈の危険度を整理しておきましょう。右に行くほど危険です。
> 心室性期外収縮（PVC）→ ショートラン →心室細動（Vf）・心室頻拍（VT）→心停止

房室ブロックとは

ブロックとは，刺激伝導系の経路〔→ p.12 参照〕を伝わる電気的興奮が届かなくなったり，伝わりが遅くなったりすることをいいます。

そのなかで，心房から心室に刺激が伝わらない，または刺激伝導が遅延する病態を房室ブロックといいます。このなかには大きく分けてⅠ度，Ⅱ度，Ⅲ度があります。

図16 房室ブロック

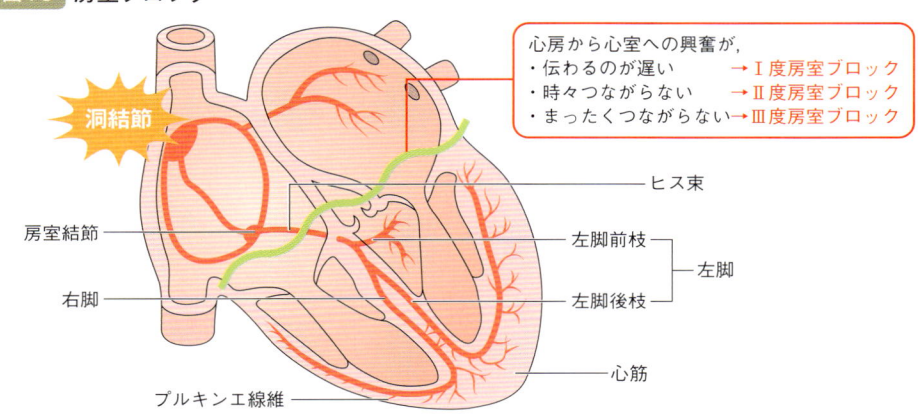

心房から心室への興奮が，
- 伝わるのが遅い　→Ⅰ度房室ブロック
- 時々つながらない　→Ⅱ度房室ブロック
- まったくつながらない→Ⅲ度房室ブロック

(図中ラベル：洞結節，房室結節，右脚，ヒス束，左脚前枝，左脚後枝，左脚，心筋，プルキンエ線維)

●房室ブロックの分類

Ⅰ度房室ブロック　房室結節経由の伝導が遅くなりPQ間隔の延長を来しますが，きっちりその後にQRS波が1：1でつながっているので，臨床上あまり問題はありません。

Ⅱ度房室ブロック　ウェンケバッハ型とモービッツⅡ型，さらに高度房室ブロックの3つがあります。「ウェンケバッハ型は臨床的に安心，モービッツⅡ型と高度房室ブロックは危険」と覚えて下さい。

Ⅲ度房室ブロック　別名，完全房室ブロック。心房の興奮が心室にまったく伝わらず，心房と心室が別々に勝手に興奮しているものです。

Ⅱ度房室ブロックに含まれる高度房室ブロックとは，心房の興奮が数回連続で伝わらず，時々しか心室が収縮しないものです。モービッツⅡ型よりさらに状態が悪いものと考えて下さい。高度房室ブロックはⅢ度房室ブロックまたは心停止に移行することがあるので，緊急度の高い波形です。

このなかで，Ⅱ度房室ブロックの一部（＝①モービッツⅡ型，②高度房室ブロック）と，③Ⅲ度房室ブロックは，一時ペーシング（最終的には永久ペーシングを植え込む）が必要な緊急事態です。これら①～③の波形について，順番に見ていきましょう。

2) 房室ブロック ① モービッツⅡ型

図17 モービッツⅡ型の心電図

P波の後ろにQRS波がない　　　　　P波の後ろにQRS波がない

P-QRS幅は一定

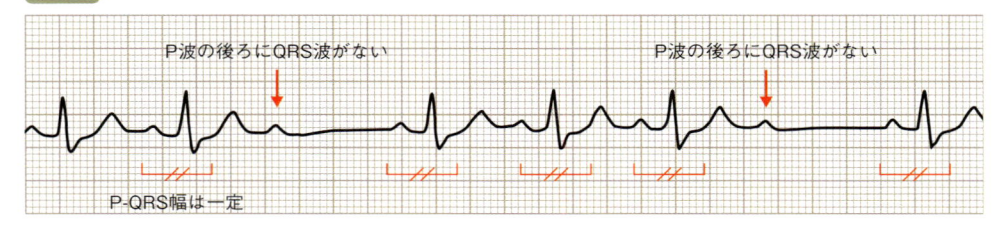

　図の矢印のところにP波が確認できますが，その後QRS波が出現していません。
　またP-QRSがきちんと出ているところの関係を見ると，P-QRS幅は一定しています。このパターンをモービッツⅡ型といいます。この場合，いつ心臓が止まるかわからないので，ペースメーカーの適応となります。
　一方，P-QRSの波形が段々広がってきて，同じようにP波のあとにQRS波が出ないものがあります。これを，ウェンケバッハ型といい（別名モービッツⅠ型），これは正常でも見られるもので，安全です。

P君とQRS子ちゃん

　P波を男の子，QRS波を女の子にたとえてみましょう。P君が連絡をとるとすぐに返事をくれるQRS子ちゃん。返事がすぐに返ってくると男の子は安心しきってしまいます。しかし，連絡が少しずつ遅れるようになると，ちょっと反応が悪いから嫌われているのかなあと，心のなかでショックを受けないように予防線をはりますよね。「いつ連絡が来なくなってもショックを受けないように，覚悟をしておこう」と。この予防線のおかげでショックは小さくて済みます。これがウェンケバッハ型です。
　モービッツⅡ型の場合，これまで定期的にあった連絡が突然来なくなるんです。突然だから予防線もはっていない。ショックですよね。この段階でちゃんと対策をとっておかないと永遠の別れになってしまうんです。だから，ペースメーカーを入れるんですね。

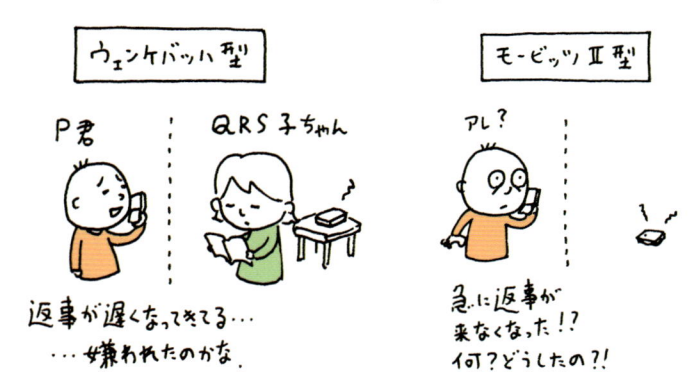

2) 房室ブロック ② 高度房室ブロック

図18 高度房室ブロックの心電図

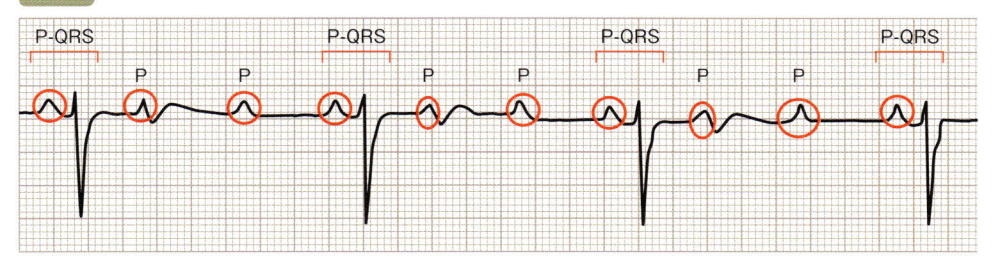

Ⅱ度房室ブロックに分類され，心房～心室が，連続してつながらなくなる（時々はちゃんとつながる状態）もの。言い換えると，P波の電気刺激の何回かに1回が心室につながらないものです。

これはP君の毎回の連絡にQRS子ちゃんが気まぐれに時々連絡をくれるのですが，いつ連絡が来なくなってもおかしくない。だから，この場合も，その前に対応して，永遠の別れにならないようペースメーカーを入れます。

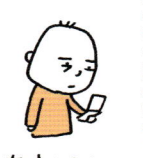

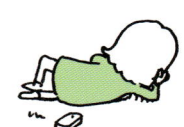

2) 房室ブロック ③ Ⅲ度房室ブロック

図19 Ⅲ度房室ブロックの心電図

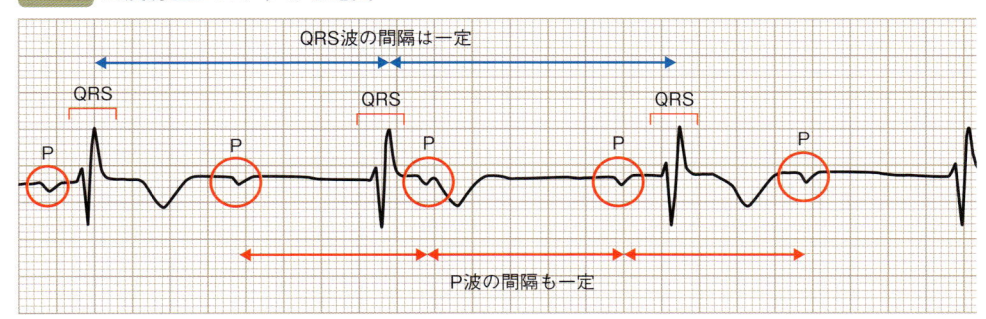

P波の間隔とQRS波の間隔は同じなのに，P-QRSの順になっていません。

これは，お互いマイペースのカップルみたいなもので，相手の話を聞かずお互い自分のことだけを話しているんですね。これもペースメーカー適応です。

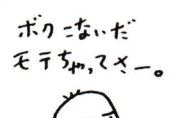

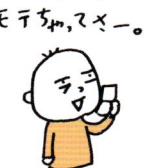

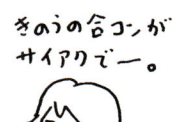

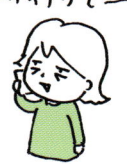

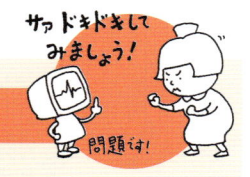

練習問題 ▶▶ 答えと解説はp.76〜78

次に挙げるモニター心電図の波形から患者さんの状態を推測し，緊急度を判断してみましょう。

問題 1

- **患者さんの状態** 一瞬，めまいがしたという訴えがありました。
- **心電図**

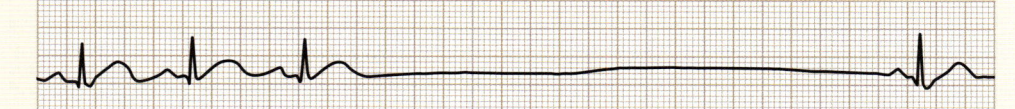

問題 2

- **患者さんの状態** 特に症状を訴えていませんが，ナースがこの波形に気付きました。
- **心電図**

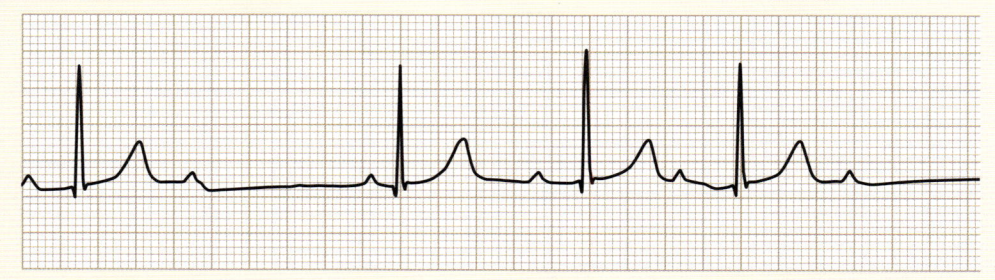

問題 3

- **患者さんの状態** 患者さんからのコールは特にありませんでした。ナースは，ナースステーションでこの波形を見て，走って病室に行きました。
- **心電図**

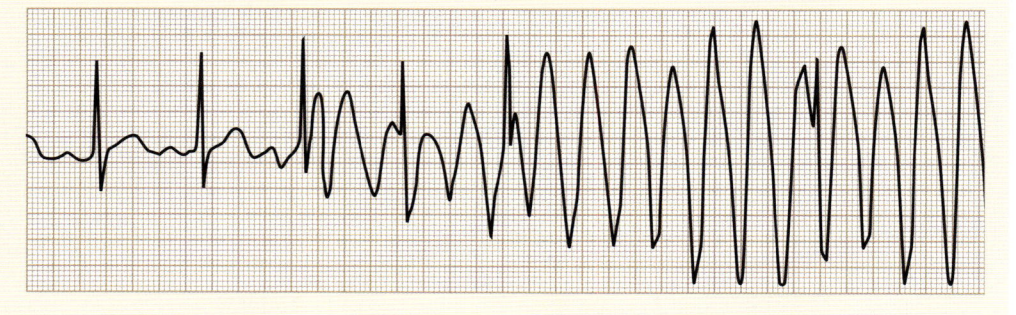

問題 ④

■ **患者さんの状態** 　失神症状を主訴として来院し，経過観察入院中。歩行中に一瞬ふらつきを自覚したとのことで，モニター心電図を確認しました。

■ **心電図**

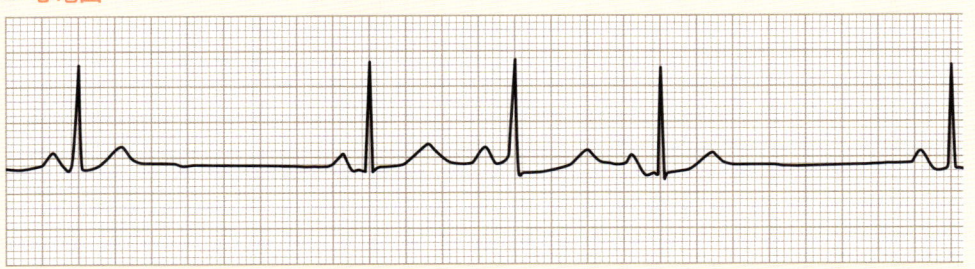

問題 ⑤

■ **患者さんの状態** 　この波形を確認した時は特に症状を訴えていませんでしたが，以前に失神したことがあったそうです。

■ **心電図**

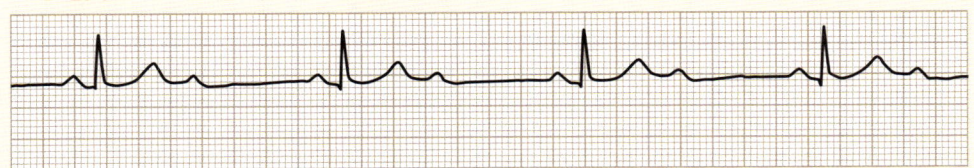

…アレ？
「心でん図」の「でん」ってどんな漢字でしたっけ？

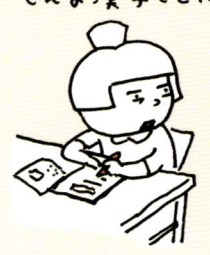

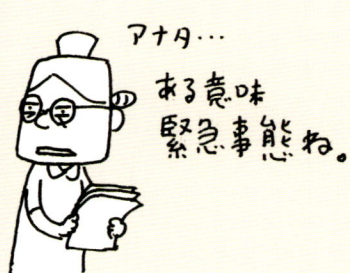

アナタ…ある意味緊急事態ね。

答えと解説

問題 1

洞停止です。すぐにドクターコールが必要です。

　この波形を今までのレッスンに従って見ていくと，3拍目から4拍目のRR間隔がすごく長いですね。心拍数を見ると，300-150-100-75-60-50-42-…もう数えられませんよね。大きなマス目5個で1秒なのですが，21個あります。つまり4秒以上脈がない状態です。心拍が4秒ない＝心臓が4秒止まっているのですから，当然脳にも血液がいきません。きっと患者さんは一瞬失神しているのではないかとベッドサイドに行くと，「意識がとんで目の前がくらっとなった」と。幸いベッド上で安静にしていたので転倒は免れたのでした。これは洞停止で，先に学んだペースメーカーが必要な波形ですよね。すぐにドクターコールです。

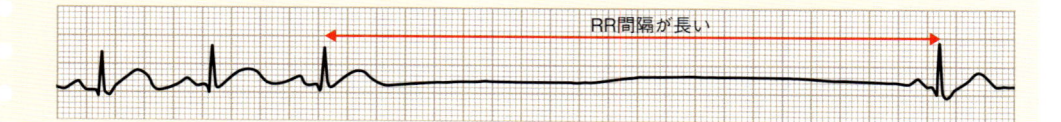

問題 2

ウェンケバッハ型のⅡ度房室ブロックです。原則としてドクターコールは不要です。

　RR間隔を見るとバラバラです。この時点で不整脈とわかります。

　それでは細かく見ていきましょう。まず各QRS波を見てみると，幅は狭くその前にP波がありますね。しかしPQ間隔は違う。2拍目から4拍目までのP-QRSを見ると，PQ間隔が少しずつ広くなっています。今度は1拍目と4拍目のQRSのあとを見ると，P波が単独であります。その後ろにQRS波がなく，P-QRS波があります。

　これはⅡ度房室ブロック（モービッツⅡかウェンケバッハ型）の波形です。P君とQRS子ちゃんの関係を思い出してみると〔→p.72参照〕，ウェンケバッハ型と考えられます。

　ウエンケバッハ型ならば，本来はドクターコールは不要です。でも判断が難しい例も多く，電気生理検査で確かめて初めてモービッツⅡ型とわかることもありますので，ナースとしては"落ち着いて""念のためすぐに報告"をしておきましょう。もちろんモービッツⅡ型と明らかにわかれば，緊急にドクターコールですよ。

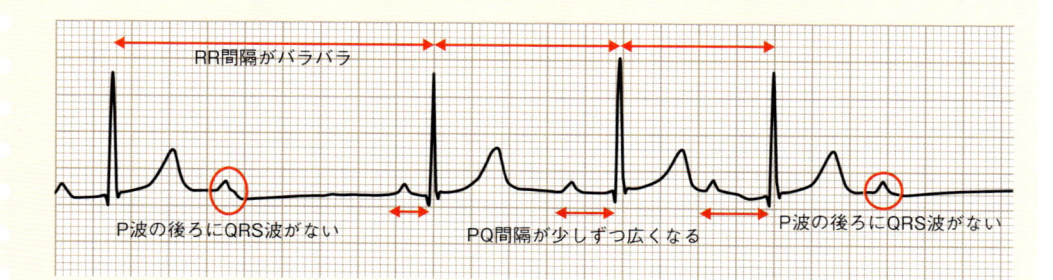

問題 ③

心室頻拍（VT）と間違えそうですが，患者さんが歯磨き中の波形。歯磨きが終われば正常に戻ります。

　この波形，見た瞬間に「心室頻拍（VT）だ！」と思い患者さんのところに駆けつけますよね。するとベッドにいない。どうしよう，トイレで倒れているのかなあとトイレに走ると，洗面所で歯磨きをしている患者さんを発見。笑いながら「いま歯磨き中。見てわかるでしょう」。ナースステーションに帰ってもう一度波形を見ると，やはり心室頻拍（VT）に見える。

　こんな経験はないでしょうか？ 心電図をよく見ると，心室頻拍（VT）にはない波形があったりするのですが，この判断は実際に，難しいことが多いです。結果オーライ。でも，こんなことが重なって油断すると，あとで痛い目に合うこともあるので注意して下さいね。

　下の心電図は，歯磨きを終えたあとの患者さんの波形。正常でした。

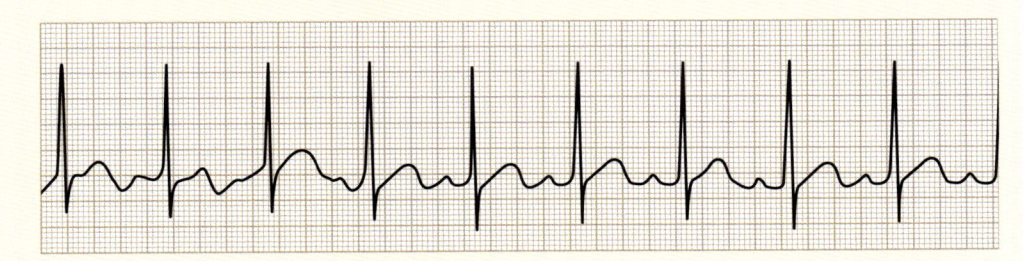

問題 ④

洞房ブロックです。ドクターコールが必要な波形です。

　この波形を見ると，2～4拍目のRR間隔は一定で，その前にP波もあります。そしてQRS幅も正常。でも1拍目と2拍目の間と，4拍目と5拍目の間は，RR間隔が延びていますよね。この間の心拍数は1分間に30台くらい。またよく観察すると，この間にP波だけというのはありません。実は，先行するRR間隔の倍の長さに延びているんですね。答えは洞房ブロックです。

　このあと，もっとRR間隔が延びると同時に失神も起こしました。ルール1〔→ p.10参照〕で述べたように症状が大切。永久ペースメーカーの植え込みになりました。

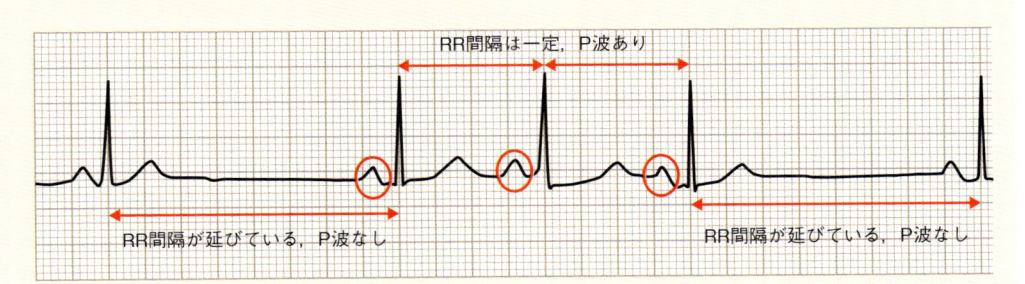

問題 ❺

モービッツⅡ型の房室ブロックと考えられます．すぐにドクターコールが必要です．

この波形，P-QRS があり，その後 P 波のみを繰り返していますよね．今まで習った房室ブロックのうち，ウェンケバッハ型かモービッツⅡ型かは判断がつきません．どちらにも解釈できます．この場合，臨床ではより悪いほうを考え，モービッツⅡ型として取り扱います．すぐにドクターコールです．

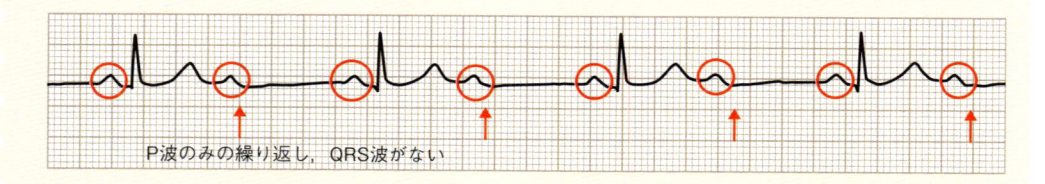

---

column　Lown 分類は，グレード 2 からが要注意！

心室性期外収縮（PVC）の危険度を判断する指標の 1 つに Lown（ラウン）分類があります．元々は急性心筋梗塞時に使用するものだったのですが，臨床現場ではそれ以外の際にも用いることが多いので，知っておいて下さい．

Lown 分類

グレード 0	PVC なし
グレード 1	PVC 数＜ 1 個／分　または　30 個／時
グレード 2	PVC 数＞ 1 個／分　または　30 個／時
グレード 3	多形（多源）性の PVC を認める
グレード 4a	2 連発以上の PVC を認める
グレード 4b	3 連発以上の PVC を認める
グレード 5	R on T 型の PVC を認める

急性心筋梗塞の場合はグレード 2 から危険と考えます，そのほかの疾患ではおおよそグレード 3 以上を危険と考えます．

特別レッスン 1

12誘導心電図を
有効に使おう

　ナースの日常業務では，モニター心電図が即座に理解でき，どのように対応すればよいかをマスターしていれば，それほど困ることはないでしょう。
　さて，ここからは，これまでのレッスンでは物足りなかった人や，「心電図っておもしろい」，「もっと知りたい」と思った人向けに，モニター心電図（3点誘導）を使った12誘導心電図の利用方法について少しお話します。12誘導心電図を勉強するきっかけとして，気軽に読んで下さい。

モニター心電図の
ちょっと便利な使い方です。

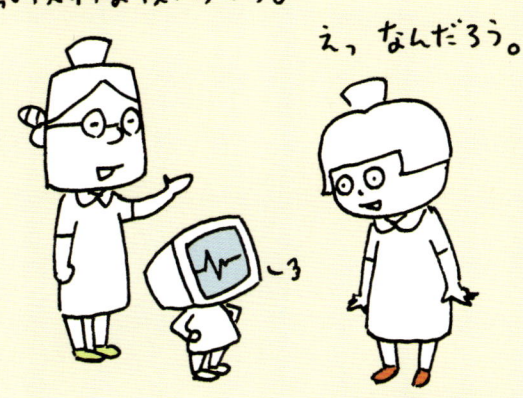

え，なんだろう。

ウソ発見機に
なったりとか？！

1 | 12誘導心電図と モニター心電図の深い関係

なぜ3点誘導と12誘導の関係を知っておくと役立つの？

　通常，モニター心電図は12誘導心電図のⅡ誘導に相当する波形を見ています。
　しかし，疾患の状態によって異常波を判断しやすい誘導は異なります。通常のモニター波形上では異常はないけれど，何らかの臨床症状がある場合，あるいは前もって"危ない"部位がわかっている場合に，適切に電極の位置を貼り換えることで，異常を早期に見つけることができます。

例えば，こんな場面で役立ちます

　「ちょっとSTが上がってきているようなので，急いで12誘導とりますね」。
　これは，とある病院のナースの言葉です。この患者さん，カテーテル治療後にステント内の再閉塞を起こしていたのでした。このナースの賢明な判断が，患者さんの命を救ったのです。
　どうしてモニター心電図でそんなことがわかったのでしょう。実はこのナース，冠動脈カテーテルで前下行枝の＃6〜7の治療をした患者さんの経過観察のために，V_2誘導の変化が観察しやすいよう3点誘導を貼り換えていたのでした（前下行枝が狭窄や心筋梗塞を起こすと，12誘導心電図では普通，V_1〜V_4にST変化が現れます）。
　3点誘導と12誘導心電図の関係を知っていると，このような工夫ができ，モニター心電図計が大きな武器になるのです。

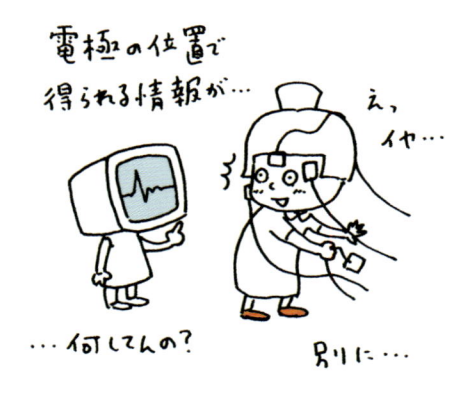

12誘導心電図，基本を見直しておこう

　皆さんは看護学生の頃，授業や病院実習で12誘導心電図の記録方法を学んだはずです。簡単に心電図のとり方をおさらいしておきましょう。

❶ 電極を定められた正しい位置に装着します。まずは四肢誘導から順に，右手→左手→右足→左足の順に，赤，黄，黒，緑の電極を付けます。これが四肢誘導です（図1）。

❷ 次に，胸骨右縁第4肋間から順に，赤，黄，緑，茶，黒，紫と電極を付けます。これが胸部誘導です（図2）。

　電極を付け終えたら，心電計の波形を見て，波形の揺れなどが安定したら記録を開始。出てきた心電図を見ると，12個の波形が記録されています（図3）。

図1　四肢誘導

部位	右手	左手	右足	左足
色	赤	黄	黒	緑

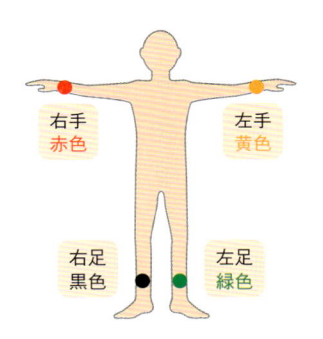

図2　胸部誘導

誘導	色	電極の位置
V_1	赤	第4肋間　胸骨右縁
V_2	黄	第4肋間　胸骨左縁
V_3	緑	V_2とV_4を結ぶ線上の中点
V_4	茶	第5肋間　左鎖骨中線上
V_5	黒	V_4と同じ高さ　左前腋窩線上
V_6	紫	V_4と同じ高さ　左中腋窩線上

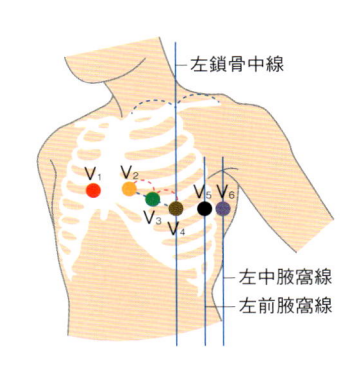

特別レッスン 1 　12誘導心電図を有効に使おう

図3　12誘導心電図（正常）

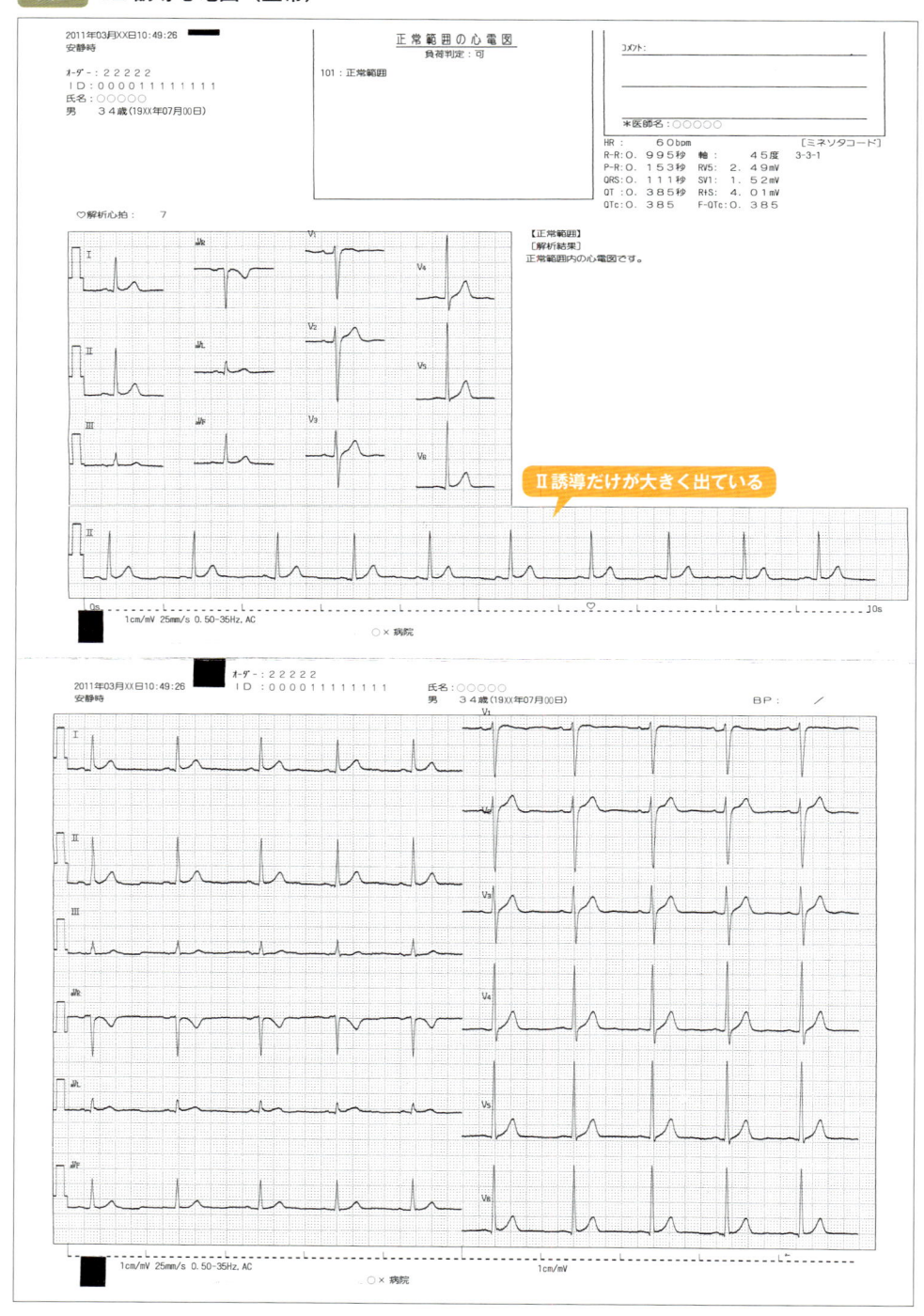

Ⅱ誘導だけが大きく出ている

> この心電図では，Ⅱ誘導だけを長く，別に示しています。Ⅱ誘導は，普段見慣れているモニター心電図の波形に相当します（機器によって，この表示機能のないものもあります）。

以上が12誘導心電図の基本です。

今後は，常にこの12誘導心電図を注意深く観察するように心がけてください。

> でも12誘導心電図って，ナースが読む必要があるの？ 実際に私たちが使っているのは，3か所しか電極を貼っていないモニター心電図で，12誘導とは違うような気がするんだけど…。

> 12誘導心電図と3点誘導のモニター心電図には，とても深い関係があるの。その関係がわかれば，12誘導心電図を完全に理解できなくても，モニター心電図の知識を生かして，12誘導心電図を有効に利用することができるのよ。

column 12誘導心電図の電極は，すぐにはずさない！

深夜，患者さんが胸の違和感を訴えられたら，すぐに12誘導心電図をとって下さい。

その時の注意点を1つ。心電図をとったあと，すぐに電極パッチをはずしているナースがいますが，これはいけません。微妙なST変化が早期診断では重要です。また，ニトログリセリンなどを舌下投与したあとで波形が変化するかの確認も必要です。心電図はそのパッチの位置が少しでもずれると，微妙に波形が変わってしまいますから，本来はしばらくの間，そのままの状態で医師の指示があるまで心電図をはずさないのがベストです。

でも患者さんのことを考えると，そうもいかない場合もあるでしょう。冬場など服がはだけたままでは寒い時などもあります。そのような時は，電極パッチを貼り付けたままにしておくか，電極パッチをはがすなら，再度同じ場所にパッチが貼れるように油性ペンで胸に印を付けておきましょう。

さらに，医師が来る前に手分けをして以前の心電図を用意しておくことも忘れずに。心電図は以前のものと比べることで確実な診断につながるからです。最近は電子カルテ化して，準備もずいぶん楽になりましたね。

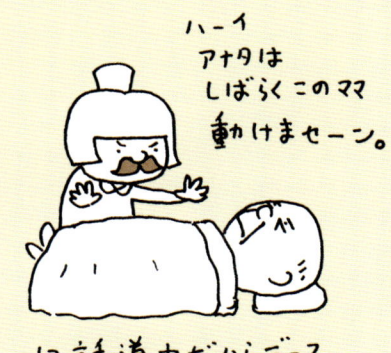

2 | 3点誘導の位置を換えてみよう

モニターで見ているのはⅡ誘導

　入院時にモニター心電図を装着する場合，先輩に教えてもらった通りに電極シールを貼ってモニター心電計を装着していませんか？　右上胸部に赤，左上胸部に黄，左下胸部（左側腹部から腰の辺り）は緑という具合に（図4）。

図4 モニター心電図でよく使う電極の位置

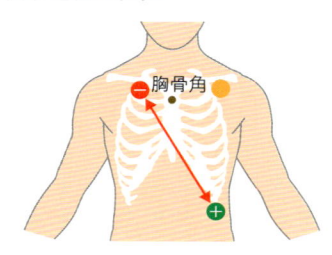

　この位置に3点誘導を貼り付けると，そのモニター心電図波形は12誘導のⅡ誘導と"ほぼ"同じ形になります。

　でも一度，機械をよく見て下さい。赤色は（－），緑（＋），黄色はアースと表示されています。電極を貼る位置は，それぞれの場所に固定されたものではないのです。

　試しに，3点を色の位置など適当に換えてみて下さい。電極を貼る位置を換えると，波形が変わるのがわかると思います。これは実際に行ってみるとよくわかります。

　モニター心電図は，12誘導心電図と違って3点誘導を用いるため，波形は1つしか表示できません。でも電極の貼り付ける位置を工夫することによって，観察したい波形を選ぶことができるのです。

> モニター心電図でも電極の貼り方を工夫すれば，12誘導に相当する情報を得ることができるのね！

> ただし電極を貼り付けたり，元の位置から動かした際は，必ず自分の見たい誘導がきっちり出ているか，12誘導心電図と見比べることを忘れずにね。12誘導と3点誘導で，完全にイコールになる波形は出ません。だから，12誘導心電図で例えばV₁と同じ波形を出そうと貼り換えたなら，それが"ほぼ"同じ形になっているかを確認する癖を付けましょう。

さまざまな3点誘導のパターン

　ここでぜひ，知っておいてほしいことがあります。不整脈を観察する際に，これまでのレッスンで"P波を見る"，"QRSを見る"と順番に習いましたよね。でも，3点誘導を適当に換えると，P波がよくわからなくなることがあります。

　実は，解剖学的にも12誘導のうちⅡ誘導とV_1誘導が心房の影響（P波）を最もはっきり反映する誘導なのです（QRS波は，形は変わりますが基本的にどの誘導でも確認可能です）。ですから不整脈の判定には，P波，QRS波がよくわかる誘導，つまりⅡ誘導かV_1誘導を選ぶ必要があります。日本の場合，最も代表的な貼り方では自ずとⅡ誘導が出るようになっています。アメリカではV_1誘導が代表的なようですが，国が違ってもベースの考え方は一緒なのです。

　つまり，機械が波形をうまくとらえられず不必要にアラームが鳴ったり心拍数が正しく表示されないなど，うまくモニターに波形が表示されない時は，Ⅱ誘導がだめなら，V_1誘導が表示されるように電極を貼り換えるのがベストです。V_1誘導と同じ形の誘導を表示するためには，赤色の（−）電極を患者さんの左肩（左胸部）に，緑色の（＋）電極を胸骨右縁第4肋間辺りに，黄色のアースを右肩（右胸部）に貼ります。これをMCL1誘導といいます（図5）。

図5 MCL1誘導への変更

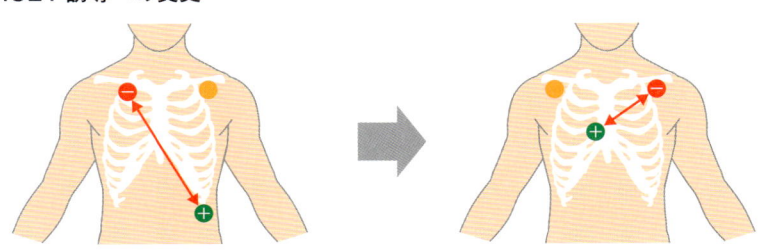

　普通はこれで大丈夫なのですが，もしV_1誘導も同じようにうまく波形を拾わない時は，12誘導心電図を見て，波形を拾えそうな誘導を探してみましょう。代表的な3点誘導には，下記のものがあります。

●知っておくと役立つ代表的な3点誘導

- 通常の3点誘導 ➡ Ⅱ誘導を確認したい時
- MCL1誘導 ➡ V_1誘導を確認したい時
- NASA誘導 ➡ V_2誘導を確認したい時
- CM5またはCC5誘導 ➡ V_5誘導を確認したい時

　各誘導の電極の位置を表1に示します。覚えられなかったら，いつでも参照できるようにしておいて下さい。

特別レッスン 1　　12誘導心電図を有効に使おう

表1　モニター心電図の電極の位置と12誘導心電図の対応

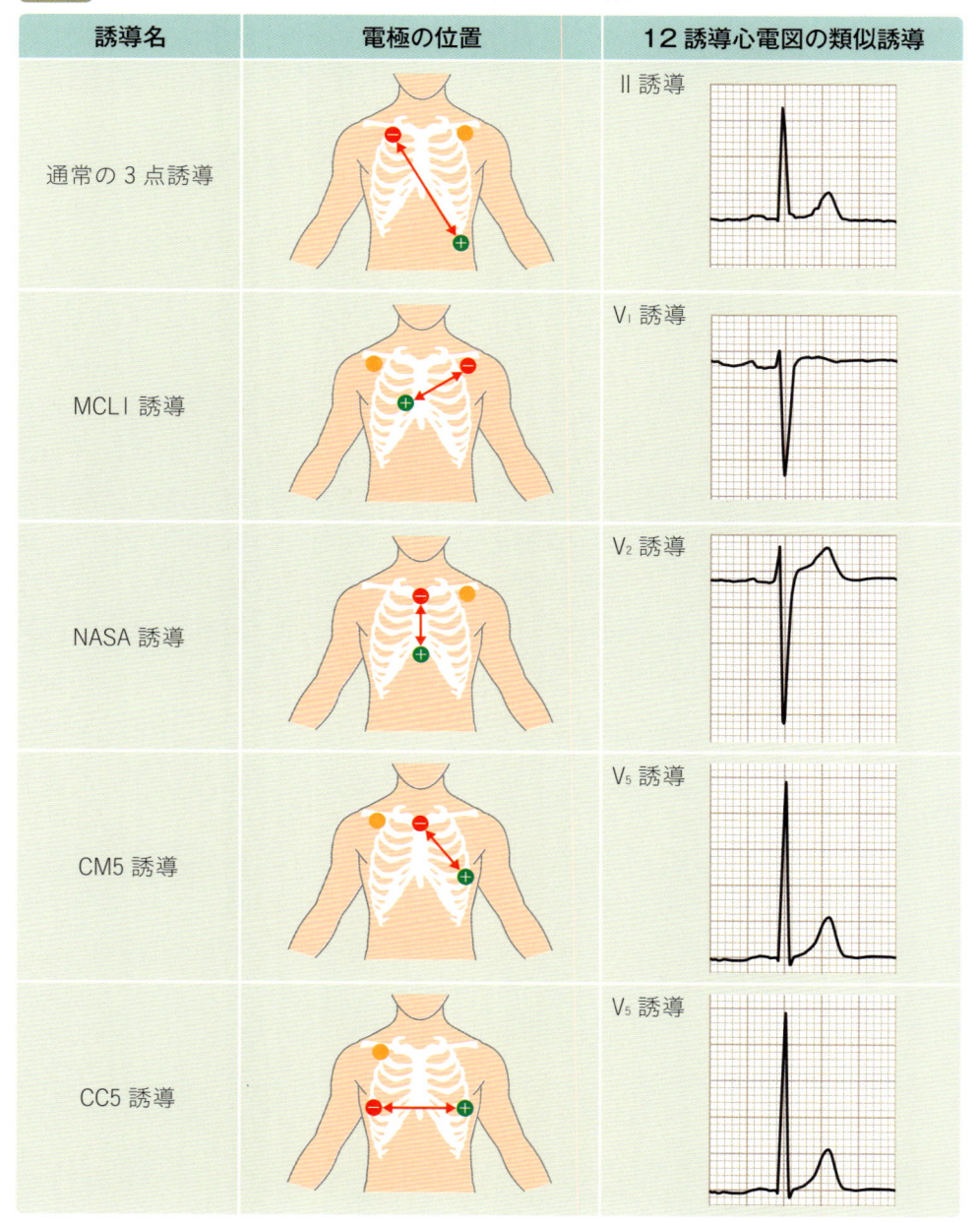

誘導名	電極の位置	12誘導心電図の類似誘導
通常の3点誘導		II 誘導
MCL1 誘導		V_1 誘導
NASA 誘導		V_2 誘導
CM5 誘導		V_5 誘導
CC5 誘導		V_5 誘導

　アースの位置も決まっているの？

　厳密に決まっているわけではありませんが，体動であまり動かないところに貼ります。例えばアースを腕にとると，手を動かすたびに基線が揺れてしまうでしょう？　肩の近くで電極が動きにくいところに貼ったほうがいいわね。

12誘導とモニター心電図，実際の波形で見てみよう

　図6，7のモニター心電図を見て下さい。実はこの心電図，同じ患者さんのものです。12誘導心電図（図8）と比べると，図6のモニター心電図はⅡ誘導に，図7のモニター心電図はV₅に対応していることがわかりますか？

図6 モニター心電図（Ⅱ誘導に対応）

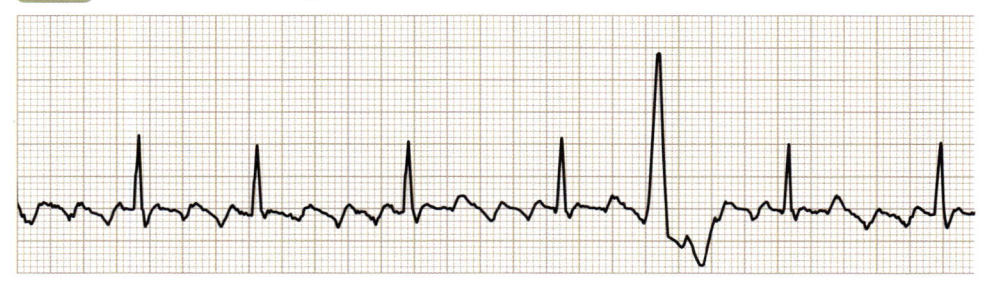

図7 モニター心電図（V₅誘導に対応）

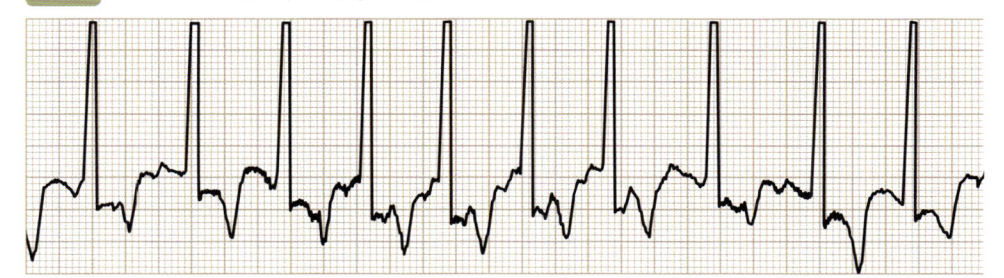

図8 12誘導心電図

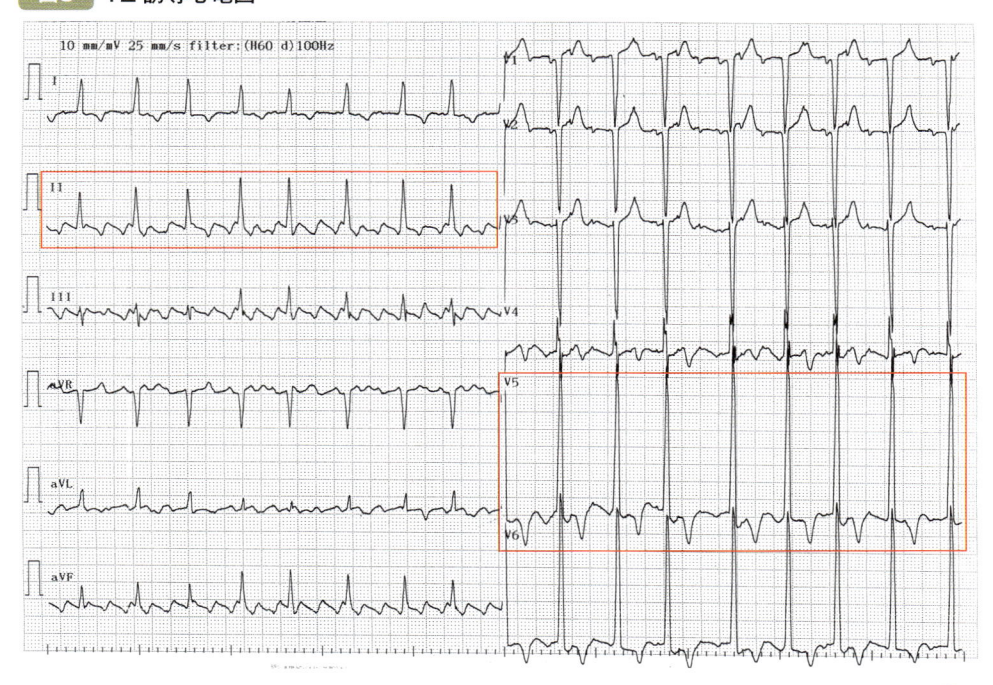

ST変化もモニター心電図で推測できる

　レッスン2で,「心筋梗塞を疑った時は,必ず12誘導をとること。モニター心電図ではST変化の判断はできません」と伝えました〔→p.45参照〕。

　これはある意味で正しいことです。でも,モニター心電図や12誘導心電図がよくわかっているナースは,以下の上級者のみ可能なテクニックを使うこともできます。モニター心電図の奥の深さを知る大切な例ですから,ちょっとのぞいてみましょう。

　もし,12誘導心電図がない状況で患者さんが心筋梗塞を起こしていないかを3点誘導でモニターするとしたら,皆さんはどうしますか？

・"右冠動脈が危ない"とわかっていたら？
　➡右冠動脈の心筋梗塞（≒下壁梗塞）は,12誘導でⅡ,Ⅲ,aV$_F$のSTが上昇しますよね。だからこの場合は,Ⅱ誘導をモニターしておけばよいとわかります。

・"前下行枝が危ない"とわかっていたら？
　➡前下行枝が原因の心筋梗塞（前壁中隔梗塞）なら,普通V$_1$～V$_4$のSTが上昇しますから,3点誘導でV$_1$やV$_2$誘導を見るとよいでしょう。

・"回旋枝が危ない"とわかっていたら？
　➡回旋枝領域（側壁梗塞）のⅠ,aV$_L$,V$_5$,V$_6$のST変化は,12誘導でもわかりづらいことがありますので,ここの評価はちょっと難しいですが,V$_5$誘導を見るとよいでしょう。

　では,冠動脈のどの血管が危ないかはわからないけれど,心筋梗塞をモニターする場合,どうすればよいでしょうか？

　答えは,V$_5$誘導を示すCM5誘導やCC5誘導をモニターします。すべてのST変化のほぼ8割が,このV$_5$誘導でとらえられるからです。

　本来は12誘導で評価すべきST変化ですが,ちょっとした工夫でST変化を観察することができるのです。表2で心筋梗塞をモニターする際の誘導を確認しておきましょう。

表2 心筋梗塞をモニターする際の誘導

梗塞部位	12誘導で判別しやすい誘導	モニター心電図で類似した波形が出しやすい誘導
下壁梗塞	II （II, III, aVFでST上昇）	【通常の誘導】
前壁中隔梗塞	V_1〜V_4 （V_1〜V_4のST上昇）	【MCL1誘導】あるいは【NASA誘導】（V_1に対応／V_2に対応）
側壁, 心尖部梗塞	V_5* （I, aVL, V_5, V_6でST上昇）	【CM5誘導】あるいは【CC5誘導】

＊側壁の心筋梗塞で，例えばI, aVLのSTは上がってもV_5, V_6が上がらないこともある。そのため，特に心筋梗塞では12誘導心電図をとる必要がある。

5点誘導についても少しだけ

一般病棟では目にする機会が少ないかもしれませんが，ICUやCCU勤務のナースは，よく知っているでしょう。5点誘導とは，四肢誘導以外に，1点だけ胸部誘導を測定することができるものです。

5点誘導では，標準の四肢誘導と同じ関係でI，II，III，aVR，aVL，aVFの波形が得られます。合わせて白の電極を，任意の胸部誘導（V_1〜V_6のうちのどれか）にとることで，1つの胸部誘導波形（絵の例はV_2）もモニターできます。貼る位置で，12個すべての誘導が表示させることができ大変便利です。

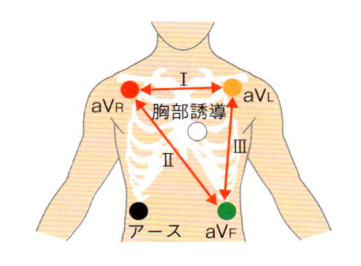

図9 5点誘導

特別レッスン2

慣れれば簡単！
心電図の略語に強くなる

心電図を読もうとすると，必ず略語が登場します。病棟でも，Vf（心室細動）やVT（心室頻拍）などは，日本語よりも略語のほうを耳にする機会が多いかもしれません。

よく使われる略語は，しっかりと頭に入れておきましょう。緊急時に，「Vfって何だっけ？」なんて調べている時間はありませんよ。

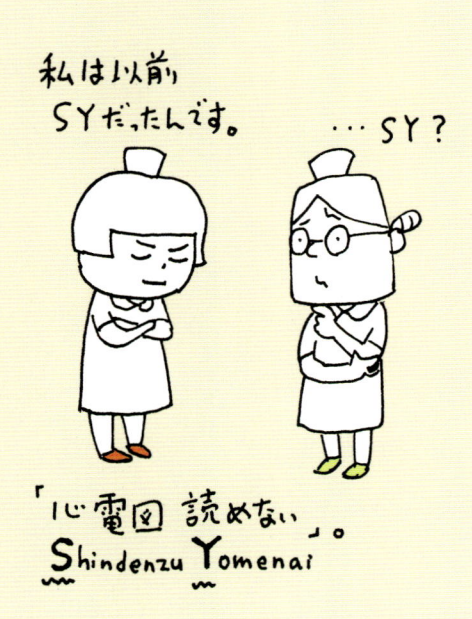

特別レッスン2　慣れれば簡単！ 心電図の略語に強くなる

1 心臓の解剖関連の略語

　心臓は右心系と左心系に分かれているため，必ずそのなかにRとLが出てきます。Rは右（right）でLは左（left）です。また，心臓は心房と心室に分かれていますが，心房は英語でatrium（atrialは形容詞"心房性の"），心室はventricle（ventricularは形容詞"心室性の"）。だから頭文字からAは心房，Vは心室を表します。

- RA　右心房
- RV　右心室
- LA　左心房
- LV　左心室

　これらの略語は今の解説で想像がつきますよね。
　関連する用語をまとめて確認しておきましょう。

図1 心臓関連の略語

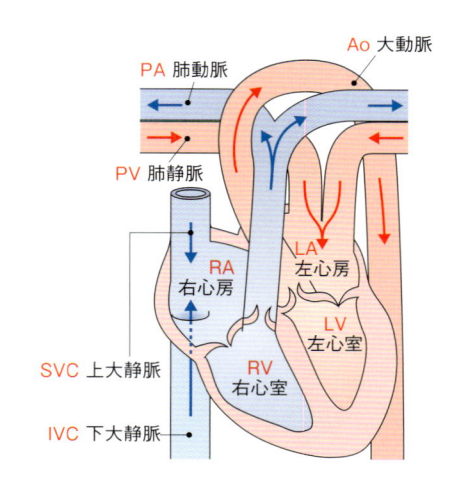

- 肺：pulmonary
- 大動脈：aorta（Ao）
- 上大静脈：superior vena cava（SVC）
- 下大静脈：inferior vena cava（IVC）
- 肺動脈：pulmonary artery（PA）
- 肺静脈：pulmonary vein（PV）

特別レッスン2　慣れれば簡単！心電図の略語に強くなる

2 循環器疾患関連の略語

心電図波形の名称は，できれば英語の略語まで覚えておきましょう。

● 大文字のFと小文字のfの違い

発音は同じですが，AFとAfでは意味が違います。Fはflutter，fはfibrillationの略で，AFはatrial flutter（心房粗動），Afはatrial fibrillation（心房細動）です。

そこで最近は，混乱を避けるためにAFのほうをAFLと書くことも多いようです。

● Pの付く略語

Pの付く略語も多くあります。paroxysmalとは発作性という意味です。
・PSVT（paroxysmal supraventricular tachycardia）：発作性上室性頻拍
・Paf（paroxysmal atrial fibrillation）：発作性心房細動

● そのほかのP

prematureのmatureは"時宜を得た・熟した"という意味。それにpreがついています。何がmatureかといえば，リズム通りに波形が出ればmature。その前に出ているからpremature，つまり"早すぎた・時期尚早"という意味になります。
・PVC（premature ventricular contraction）：心室性期外収縮
・PAC（premature atrial contraction）：心房性期外収縮

● ブロックのB

・complete AVB（complete atrioventricular block）：完全房室ブロック
・SA block（sinoatrial block）：洞房ブロック

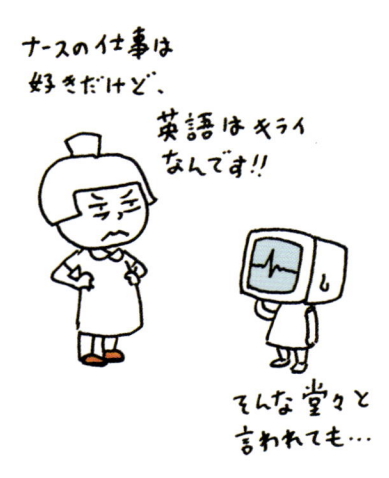

特別レッスン2　慣れれば簡単！心電図の略語に強くなる

表1 よく使われる循環器疾患の略語

略語	英語	日本語
Af	atrial fibrillation	心房細動
AF（AFL）	atrial flutter	心房粗動
AMI	acute myocardial infarction	急性心筋梗塞
AR	aortic regurgitation	大動脈弁閉鎖不全
AS	aortic stenosis	大動脈弁狭窄
AV block	atrioventricular block	房室ブロック
HR	heart rate	心拍数
LBBB	left bundle branch block	左脚ブロック
LCA	left coronary artery	左冠動脈
LVH	left ventricular hypertrophy	左室肥大
MI	myocardial infarction	心筋梗塞
MR	mitral regurgitation	僧帽弁閉鎖不全
MS	mitral stenosis	僧帽弁狭窄
PAC	premature atrial contraction	心房性期外収縮
PAf	paroxysmal Af	発作性心房細動
PAT	paroxysmal atrial tachycardia	発作性心房頻拍
PR	pulmonary regurgitation	肺動脈弁閉鎖不全
PS	pulmonary stenosis	肺動脈弁狭窄
PSVT	paroxysmal supraventricular tachycardia	発作性上室性頻拍
PVC（VPC）	premature ventricular contraction	心室性期外収縮
RCA	right coronary artery	右冠動脈
RVH	right ventricular hypertrophy	右室肥大
RBBB	right bundle branch block	右脚ブロック
SA block	sinoatrial block	洞房ブロック
SSS	sick sinus syndrome	洞不全症候群
TR	tricuspid regurgitation	三尖弁閉鎖不全
TS	tricuspid stenosis	三尖弁狭窄
Vf	ventricular fibrillation	心室細動
VT	ventricular tachycardia	心室頻拍

練習問題 ▶▶答えはp.96

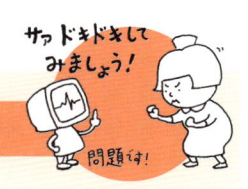

問題 1

次の略語は日本語で何の略か，下から選びなさい。

❶ AF
（心房細動　心室細動　心房粗動）
❷ VT
（心室頻拍　心房粗動　心房細動）
❸ PSVT
（心房性期外収縮　心室性期外収縮　発作性上室性頻拍）
❹ RA
（右室肥大　右心室　右心房）
❺ SVC
（肺動脈　下大静脈　上大静脈）
❻ LBBB
（左脚ブロック　房室ブロック　洞房ブロック）

問題 2

次の日本語の略語を下から選びなさい。

❶ 心房性期外収縮
（PAf　PAC　PAT）
❷ 心室細動
（VT　AF　Vf）
❸ 心筋梗塞
（MR　MI　MS）
❹ 左心室
（LA　LV　LVH）
❺ 肺動脈
（PA　PV　PM）
❻ 僧帽弁閉鎖不全
（MI　MR　MS）

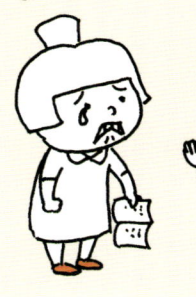

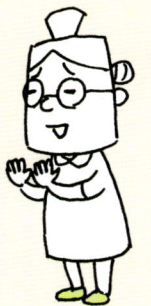

特別レッスン2　慣れれば簡単！　心電図の略語に強くなる

問題3

下図の〔　〕内に適切な日本語を，（　）内には欧文の略称を入れなさい。

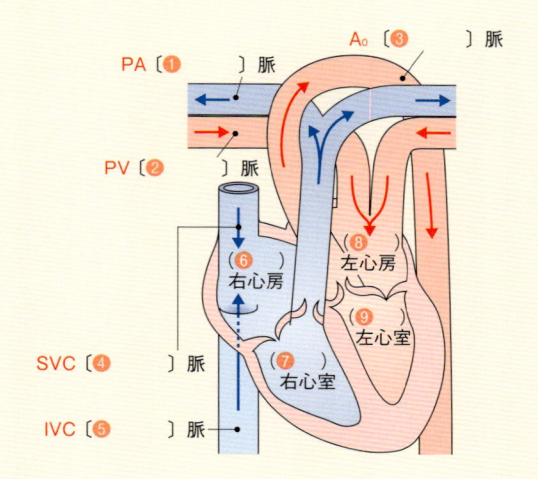

PA〔❶　〕脈
Aₒ〔❸　〕脈
PV〔❷　〕脈
SVC〔❹　〕脈
IVC〔❺　〕脈
❻右心房
❼右心室
❽左心房
❾左心室

答え

問題1
❶ 心房粗動
❷ 心室頻拍
❸ 発作性上室性頻拍
❹ 右心房
❺ 上大静脈
❻ 左脚ブロック

問題2
❶ PAC
❷ Vf
❸ MI
❹ LV
❺ PA
❻ MR

問題3
❶ 肺動
❷ 肺静
❸ 大動
❹ 上大静
❺ 下大静
❻ RA
❼ RV
❽ LA
❾ LV

INDEX

数字

Ⅰ度房室ブロック	71
2：1フラッター	66
Ⅱ度房室ブロック	71, 76
3点誘導	80, 84, 86
Ⅲ度房室ブロック	52, 69, 71, 73
5点誘導	89
12誘導心電図	3, 46, 80
──の電極	81, 83

欧文

AED	8
Af	24, 29, 38, 41, 50, 67, 93
AF（AFL）	53, 66, 93
AF tachycardia	65
AIVR	54
atrium	92
BLS	56, 58, 60
CC5誘導	85, 86, 88, 89
CM5誘導	85, 86, 88, 89
f波	29
J点	13, 15
Lown分類	78
MCL1誘導	85, 86, 89
NASA誘導	85, 86, 89
P波	13, 40
──の幅，正常の	16
PAC	37, 43, 51
PAf	29, 65
PQ間隔，正常の	14, 16
PQ時間	13
PR時間	13
PSVT	32, 42, 65
pulseless VT	8, 31, 59
PVC	28, 32, 38, 44, 51, 62, 63, 78
QRS幅	10, 16, 17, 23, 24, 25, 43
──，正常の	14, 16, 24
QS型（QSパターン）	47, 53
QT延長	68
QT間隔，正常の	14, 16
RR間隔	20, 21, 36
short run	28, 62
slow VT	54
SSS	68
ST上昇	45, 46, 88, 89
ST低下	45
ST変化	35, 45, 80
T波	13
torsade de pointes（TdP）	8
ventricle	92
Vf	7, 27, 38, 59, 61
VT	7, 39
WPW症候群	24, 54

和文

あ，い

アダムス・ストークス発作	68
息切れ	10, 26
陰性波	47

う

ウェンケバッハ型	71, 72, 76
右脚	12

か

下壁梗塞	88, 89
完全房室ブロック	71

き，こ

期外収縮	19

97

偽性心室頻拍 · · · · · · · · · · · · · · · · · · · 54
基線 · 60
胸痛 · 26，46
胸部誘導 · 81
記録用紙 · 14
緊急事態の波形 · · · · · · · · · · · · · · · · · · 6
高度房室ブロック · · · · · · · · · 69，71，73

さ

再分極 · 62
左脚 · 12
左心室 · 17

し

刺激伝導系 · · · · · · · · · · · · · · · · · 12，23
四肢誘導 · 81
失神発作 · 68
受攻期 · 62
ショートラン · · · · · · · · · · · · · · · 28，62
徐脈性不整脈 · · · · · · · · · · · · · · · 57，68
徐脈頻脈症候群 · · · · · · · · · · · · · 68，70
心筋梗塞 · · · · · · · · · · · · · · · · · · · 46，89
　　──のモニター · · · · · · · · · · · · · 88
心筋の興奮 · 13
心室 · 92
心室細動 · · · · · · · · · · · 7，27，38，59，61
心室性期外収縮　28，32，38，44，51，62，63，78
心室性不整脈 · · · · · · · · · · · · · · · 17，24
心室頻拍 · 7，39
心静止 · 58
心尖部梗塞 · 89
心臓の4つの部屋 · · · · · · · · · · · · · · · 17
心停止 · 6，7，58
心電図の記録用紙 · · · · · · · · · · · · · · · 14
心電図波形の緊急度 · · · · · · · · · · · · · 56
心拍数 · · · · · · · · · · · · · · · 10，20，21，25
　　──，正常の · · · · · · · · · · · · · · · · 18

　　──と脈拍数の違い · · · · · · · · · · 19
　　──を数える · · · · · · · · · · · · 20，69
心不全の起こるメカニズム · · · · · · · 64
心房 · 92
心房細動 · · · · · · · · · 24，29，38，41，50，67，93
心房性期外収縮 · · · · · · · · · · 37，43，51
心房性不整脈 · · · · · · · · · · · · · · · 17，24
心房粗動 · · · · · · · · · · · · · · · · 53，66，93
心房の震え · 67

せ

正常心電図 · · · · · · · · · · · · · · · 4，14，26
正常心拍数 · 18
正常波形，12誘導心電図の · · · · · · · 82
絶対不応期 · 62
前壁中隔梗塞 · · · · · · · · · · · · · · · 88，89

そ

相対不応期 · 62
側壁梗塞 · · · · · · · · · · · · · · · · · · · 88，89

た

"タキる" · 65
多形性心室性期外収縮 · · · · · · · · 51，63
多形性不整脈 · · · · · · · · · · · · · · · · · · · 44
多源性不整脈 · · · · · · · · · · · · · · · · · · · 44
脱分極 · 62

て

デルタ波 · · · · · · · · · · · · · · · · · · · 23，24
電極，12誘導心電図の · · · · · · · · 81，83

と

動悸 · 10，26
洞（房）結節 · · · · · · · · · · · · · · · · 12，68
洞性徐脈 · · · · · · · · · · · · · · · · · · · 68，69
洞性頻脈 · · · · · · · · · · · · · · · · 32，41，65

洞停止 ································ 68, 70, 76
洞不全症候群 ···························· 68
洞房ブロック ························ 68, 70, 77
トルサード・ド・ポアン ··················· 8, 68

は
肺炎による不整脈 ························ 39
バックアップペーシング ··················· 69

ひ
ヒス束 ································· 12
頻脈性心室調律 ·························· 54
頻脈性心房細動 ······················· 22, 65

ふ
不整脈の危険度 ······················· 24, 70
プルキンエ線維 ·························· 12
ブロック ······························· 71

へ
ペーシング ····························· 68

ペースメーカー ······················· 57, 68

ほ
房室結節 ···························· 12, 68
房室ブロック ························ 52, 68, 71
発作性上室性頻拍 ···················· 32, 42, 65
発作性心房細動 ······················· 29, 65

ま, み, む, も
慢性心房細動 ··························· 29
脈拍数 ································· 19
無脈性心室頻拍 ···················· 7, 8, 31, 59
モービッツⅡ型 ················ 68, 71, 72, 76, 78

よ
陽性波 ································· 47

ら, り
ラウン分類 ····························· 78
臨床症状 ·························· 10, 19, 25